WISH YOU A HEALTHY PREGNANCY

祝你好孕

一份贴心的特殊礼物　献给想做父母的你

〔日本〕原利夫 著

林焕军 译

译林出版社

图书在版编目（CIP）数据

祝你好孕 ／（日）原利夫著；林焕军译．—南京：译林出版社，2013.1
ISBN 978-7-5447-3303-8

Ⅰ．①祝… Ⅱ．①原… ②林… Ⅲ．①妊娠－普及读物 Ⅳ．① R714.1-49

中国版本图书馆 CIP 数据核字（2012）第 229045 号

ZUKAI AKACYAN GA HOSHIIHITO NO TAMENO HON FUTARI DE
NAOSU FUNIN
by Toshio Hara 2008
©Toshio Hara 2008
All rights reserved.
Original Japanese edition published by IKEDA Publishing Co., Ltd.
Chinese translation rights arranged with IKEDA Publishing Co., Ltd.
through Beijing Kareka Consultation Center.
著作权合同登记号　图字：10-2012-601 号

书　　名	祝你好孕
作　　者	〔日本〕原利夫
译　　者	林焕军
责任编辑	王振华
特约编辑	包连荣
出版发行	凤凰出版传媒股份有限公司
	译林出版社
出版社地址	南京市湖南路 1 号 A 楼，邮编：210009
电子邮箱	yilin@yilin.com
出版社网址	http://www.yilin.com
印　　刷	北京冶金大业印刷有限公司
开　　本	640×960 毫米　　1/16
印　　张	12.75
字　　数	120 千字
版　　次	2013 年 1 月第 1 版　 2013 年 1 月第 1 次印刷
书　　号	ISBN 978-7-5447-3303-8
定　　价	35.00 元

译林版图书若有印装错误可向承印厂调换

Contents

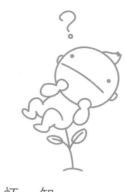

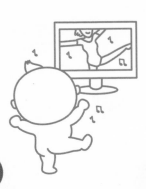

2

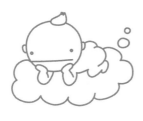
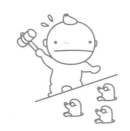

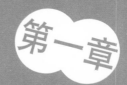

第一章

怀孕
很容易？

想要怀孕，保持身心健康显得尤为重要。首先，各位要对自身的健康状态进行自我检查。

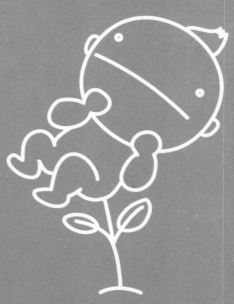

通过自我检查，寻找原因

如果觉得自己很难怀孕……

如果始终不能受孕，其中必定存在某些原因。

一定不要忽视身体发出的危险信号。

面向夫妻双方
治疗不孕症要

年龄这道屏障

相信有许多人正为结婚多年而始终没能生育一个小孩的问题烦恼。结婚后在不采取避孕措施的情况下进行性生活，经过两年仍未能受孕，或许体内就存在某些"不孕的因素"。

所谓的"不孕症"，是由于身体内部结构出现异常而导致难以受孕。由于这和夫妻双方的身体状况都有关系，因此，如果想要知道导致不孕的原因，就必须接受各种检查。

有些人认为，女性只要是在40岁之前就都能够怀孕。但事实上，女性的怀孕能力与年龄的增长有着密切关系。20～24岁会迎来高峰，25～29岁开始逐步降低，35～39岁会急剧下降，到了40岁以上，怀孕率就会减少至5％。对于正为不孕而烦恼的夫妇来说，年龄增长是一个大问题。

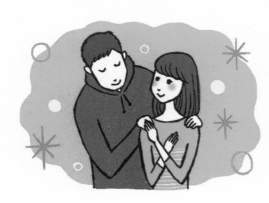

生育期的女性每月发育一批卵泡，经过选择，其中一般只有一个优势卵泡可完全成熟并排出卵子，而女性的卵泡数量是在出生时就决定了的，并会随着年龄的增长而逐渐减少，因此，年龄增长是影响怀孕的最大敌人。这时，制订一个详细的怀孕计划就显得尤为重要。

为了创造容易受孕的体质，夫妻双方首先应该重新审视一下自己的日常生活。因为，这其中就有可能隐藏着导致不孕不育的因素。但对于医生来说，很难判断是否能够通过改善生活习惯来减轻不孕不育症。各位可以通过下一页开始的检查测试来找出引起不孕不育的危险因素。

过了 25 岁，怀孕率就会降低

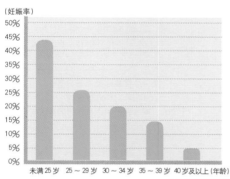

（妊娠率）

未满25岁　25～29岁　30～34岁　35～39岁　40岁及以上（年龄）

原诊所的调查数据

【未满 25 岁】… 43%

【25 ～ 29 岁】… 25.5%

【30 ～ 34 岁】… 20%

【35 ～ 39 岁】… 14.5%

【40 岁及以上】… 5%

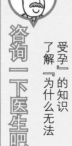

咨询一下医生吧！

了解『为什么无法受孕』的知识

虽然希望能够自然受孕，但不知不觉已经过了很长时间，却依然没能怀孕。然而随着年龄的增长，已经无法再悠闲地等待下去，必须采取一些必要的措施解决这一问题。首先，要了解一下关于不孕的知识，消除造成不孕的危险因素。

SELF CHECK

关于自我检查测试

从第 4 页开始的自我检查测试分为女性篇、男性篇、夫妻共同篇。请大家仔细阅读说明部分，改善自己的生活习惯。

Check 1

月经周期是否正常？

女性最需要注意的是月经状态。要注意月经周期、经血量以及痛经等情况。

YES 的数量有多少？

Check 你的月经状况

- [ ] 月经周期短于 20 天或长于 40 天
- [ ] 存在痛经
- [ ] 在月经期会服用镇痛剂
- [ ] 经血量有时多有时少

YES 的数量
1～2 个……需要改善生活习惯
3 个……可前往妇科进行咨询
4 个……需要向不孕不育专科的医生咨询

相关页数 ▶▶▶
- ●基础体温表……30 页
- ●无排卵月经……105 页
- ●子宫内膜异位症……110 页
- ●子宫肌瘤……115 页

月经周期一般为 28～32 天

虽然时间上会存在一些差异，但月经周期是大致相同的，如果月经周期出现紊乱，则身体可能会存在问题。"一个月来两次月经"等月经周期过短的人或"两三个月还不来月经"等月经周期过长的人都需要特别注意。

月经周期在 20 天以内的情况，我们称为"频繁月经"，这可能会引起荷尔蒙分泌异常或引发无排卵月经等情况。

反之，月经周期长达 40 天以上的情况，我们称为"稀发月经"。这种情况除了可能会引起荷尔蒙分泌异常和无排卵月经外，还有可能会造成下丘脑、垂体功能异常或黄体功能异常。所以，平时应当做好基础体温表，确认自己的月经周期。

周期的异常

短于 20 天
▼
可能造成荷尔蒙分泌异常或无排卵月经

长于 40 天
▼
下丘脑、垂体功能异常或黄体功能异常

要注意35岁左右的痛经

女性来月经时，因疼痛会感到无法工作和无法运动，如果情况严重，我们可以称为痛经。

女性在 35 岁左右，痛经情况突然加剧时，需要特别注意。因为造成不孕症的一个主要因素——子宫内膜异位症的特征就是出现剧烈痛经。除此之外，也有可能是出现了子宫肌瘤。所以在出现剧烈痛经时，请尽早前往医院接受治疗。

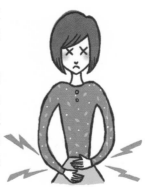

注意经血的量

经血量过少或月经1天就结束的情况，我们称其为"过少月经"。造成过少月经的原因可能是子宫发育不全、荷尔蒙分泌异常、无排卵月经等，无论哪种原因都会对受孕造成阻碍。

另一方面，经血量过多或月经时间持续 1 周以上的情况，则被称为"过多月经"。造成过多月经的原因可能是子宫肌瘤和无排卵月经。

如果女性出现少量又持续多日出血的情况，包括非月经的不正常出血情况，则可能患有子宫内膜息肉、肌瘤、癌、衣原体感染等病症。

如果月经出血量出现急剧变化，需要引起重视，应该尽快就诊。

小知识

月经停止

如果没有怀孕，却出现停经的情况，这时需要特别注意。有可能是由于荷尔蒙分泌异常、心理因素或进行极端的减肥行为而造成了停经。如果长时间不接受治疗，卵巢功能恢复就会变得困难，因此需要及早治疗。

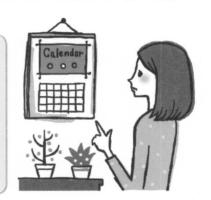

Check 2

白带的状态怎么样?

我们可以通过确认白带的状态来确认是否患有性病。

YES 的数量有多少?

Check 你的白带状态!

☐ 白带量过多

☐ 白带味道过重

☐ 白带颜色呈浓郁的黄色或白色，黏稠

☐ 白带流量突然增加

YES 的数量
1～2个……请前往妇科咨询
3～4个……可能感染上了性病

相关页数 ▶▶▶　●宫颈管障碍……112 页

白带是什么?

白带是从子宫颈管、阴道中流出的分泌物，有防止病菌入侵阴道内部的作用。如果阴道内受到病菌感染而引发炎症，白带的味道和颜色就会出现变化，可以根据白带情况的变化来发现一些女性特有的疾病。

异常的人需要注意察觉白带量和味道出现

进入排卵期后，白带的流量会自然增加。这是为了让精子能够更容易地进入阴道，所以宫颈管黏液的分泌量变得比平时多，甚至还会有弄湿内裤等让人不愉快的经历。如果分泌量急速增加，则体内出现异常的可能性较高，有可能是子宫颈管或阴道患上了某种疾病。

正常的白带几乎是无臭的，如果出现味道过大的情况，则可能是患有滴虫性阴道炎或念珠菌性阴道炎等性病。如果不及时治疗，则可能造成不孕。而且，即使进行过一段时间的治疗，也有再次发病的可能性，想要实现完全治愈，必须坚持认真治疗。

一般情况下，白带是无色透明或乳白色的。除了因为粘在内裤上而变成黄色的情况外，白带呈现出很浓的黄色或像脓一样的颜色，或者是混合了血液的颜色，就需要特别注意，有可能是患上了阴道炎、子宫肌瘤等疾病。但在排卵期的白带也会出现混合了血液的情况，这是因为受到了女性荷尔蒙的影响，所以请不必担心。出现这种情况，反而表明排卵正在顺利进行。

此外，如果白带变得像豆渣一样或出现气泡，也需要特别注意。即使是很小的变化，也要将其视为异常，应当前往妇科就诊。

也检查一下颜色

的变化吧

出现这样的白带时，请注意。

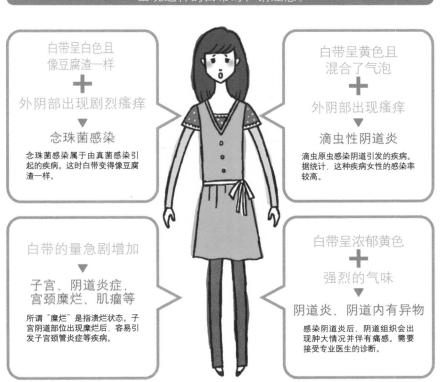

白带呈白色且像豆腐渣一样 + 外阴部出现剧烈瘙痒 ▼ 念珠菌感染

念珠菌感染属于由真菌感染引起的疾病。这时白带变得像豆腐渣一样。

白带呈黄色且混合了气泡 + 外阴部出现瘙痒 ▼ 滴虫性阴道炎

滴虫原虫感染阴道引发的疾病。据统计，这种疾病女性的感染率较高。

白带的量急剧增加 ▼ 子宫、阴道炎症，宫颈糜烂、肌瘤等

所谓"糜烂"是指溃烂状态。子宫阴道部位出现糜烂后，容易引发子宫颈管炎症等疾病。

白带呈浓郁黄色 + 强烈的气味 ▼ 阴道炎、阴道内有异物

感染阴道炎后，阴道组织会出现肿大情况并伴有痛感。需要接受专业医生的诊断。

女性篇

Check 3

你有过堕胎、流产的经历吗？

如果连续两三次出现堕胎、流产的情况，可能会对再次受孕造成阻碍。

堕胎、流产次数的问题

如果堕胎发生的次数过多，那么再次怀孕时，出现自然流产的可能性就较大。此外，如果在胎儿月龄较高后进行流产手术，则会对母亲的身体留下损伤。刮宫手术可能在子宫内或输卵管处引发炎症，从而造成输卵管闭塞或子宫内出现粘连的情况。

只流产过一次是不会出现"习惯性流产"的，请不必担心。如果自然流产连续三次及三次以上，我们就可以称这种情况为"习惯性流产"。有过两次流产经历且出现了早产和死产的情况，我们则称为"不孕症"。这种病症近年来呈逐渐增加的趋势，其原因多种多样，希望各位能尽早治疗。

YES 的数量有多少？

通过堕胎、流产来 check 你的状态！

☐ 堕胎的经历有两次以上

☐ 堕胎时，胎儿的月龄为 4 个月以上

☐ 被诊断患有不孕症

☐ 反复出现三次流产

YES 的数量 ——
1～2 个……请前往妇科进行咨询
3～4 个……需要向治疗不孕不育的专业 医生咨询

相关页数 ▶▶▶ ●输卵管闭塞……111 页
●习惯性流产……118 页

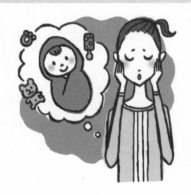

女性篇

Check 4

身体的情况
怎么样呢？

成功实现怀孕，健康是最重要的。
我们就再一次确认一下自身的健
康状态吧。

YES 的数量有多少？

通过确认身体的情况，
check 你的状态！

☐ 最近，体重减少了
　　10kg 以上

☐ 经常出现贫血

☐ 出现极度体寒

☐ 明明没有怀孕，
　　却有了乳汁

> YES 的数量
> 1～2 个……需要改善生活习惯
> 3 个……请前往妇科进行咨询
> 4 个……需要向治疗不孕不育症的专业医生咨询

相关页数 ▶▶▶

●排卵障碍……102 页
●高泌乳素血症……102 页
●无排卵月经……105 页
●子宫内膜异位症……110 页

很危险的过度减肥是

因为减肥或厌食症等原因使得体重在短时间内降低 10 公斤，这会使大脑荷尔蒙分泌功能出现异常，容易引发月经不调或无排卵月经等病症。因此请不要胡乱减肥。

贫血和体寒也是不孕的原因？

引发贫血症的原因可能是血液中的血红蛋白量不足或自主神经紊乱。需要注意的是，如果存在贫血并且出现"痛经、经血量过多"等症状的患者，就可能患有子宫内膜异位症和子宫肌瘤。

此外，到了夏天，腰部和手脚寒冷等患有极度体寒症的人也需要注意。这时要使骨盆内的血液流动顺畅，否则将会引发新陈代谢障碍、排卵障碍、月经不调等症状。

如果没有怀孕却流出乳汁，此类人可能被怀疑患有高泌乳素血症，引起荷尔蒙分泌异常。如果出现这些症状，请立刻前往医院接受治疗。

男性篇

Check 1

能够实现
高潮射精吗？

勃起不充分，插入后很快便萎缩，
则可能患有"性功能障碍"。

通过射精来 check
你的状态！

☐ 早上不能勃起

☐ 很难射精

☐ 插入后很快就射精

☐ 即使射精，快感度也很低

YES 的数量
1～2 个……需要改善生活习惯
3 个……请前往男科向医生咨询
4 个……需要向治疗不孕不育症的专业医生咨询

相关页数
▶▶▶
●性功能障碍……168 页
●勃起障碍（ED）……168 页

造成这些情况的主要原因
男性精神方面的问题可能是

"不能经常勃起""很快就射精了""无法勃起（ED）"等表现在夫妻性生活方面的各种问题，我们都可以称为"性功能障碍"。

如果是男性导致不孕，则有可能是出现了性功能障碍方面的问题。但引发性功能障碍

大多是精神方面的原因，比如说，过于劳累的工作和压力，以及过去性生活失败的经验等。

但这其中不仅仅有心理方面的因素，还有部分身体方面的因素，比如，可能是与实现勃起相关的血管和神经发生了问题。

导致性功能障碍的身体方面的原因

▶高血压　　▶动脉硬化

▶糖尿病　　▶睾丸疾病

▶肾病　　　▶甲状腺疾病

▶肝病　　　▶脑部和脊髓疾病

▶脊髓・骨盆的外伤和手术经历

男性篇

Check 2

精液、性器官的情况怎么样呢？

我们可以通过自己的肉眼观察，确认精液状态，需要注意颜色和精液量。检查性器官可以确认睾丸的状态。

YES 的数量有多少？

通过精液和性器官 check 你的状态！

- ☐ 精液的颜色呈浓郁的黄色
- ☐ 精液的颜色带红色
- ☐ 觉得睾丸较小
- ☐ 用手轻抬睾丸，觉得很轻

> YES 的数量
> 1 ~ 3 个……请前往男科进行咨询
> 4 个……需要向治疗不孕不育症的专业医生咨询

相关页数 ▶▶▶
●精子形成障碍……120 页

黄白色或白色 正常的精液呈

正常精液的颜色为黄白色或白色。如果精液的颜色呈浓郁的黄色或带有一丝红色，就需要特别注意了，这时可能已经患有前列腺炎或精囊炎等疾病。

在男性性器官方面需要注意的是睾丸的情况

还需要注意睾丸的情况。

睾丸小或轻则有可能患上了"睾丸萎缩症"。如果睾丸出现萎缩，则无法制造精子，这是导致不育的原因之一。

此外，还有一种情况，就是睾丸一直位于腹腔内无法露出，这被称为"隐睾症"。这也是造成不育的原因之一，请尽快接受治疗。

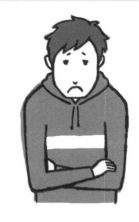

夫妻共同篇

Check 1

夫妻双方之间的性行为进行得顺利吗？

存在"没有性欲""无性"等性生活方面烦恼的人应该有很多。

通过性爱情况来确认相互的状态

女性	存在性交痛
男性 女性	对性爱有厌恶感
男性 女性	半年以上没有和对方进行性爱了
男性 女性	没有性欲

YES 的数量
1～4 个……需要改善生活习惯
5～6 个……请前往妇科、泌尿科进行咨询
7 个……需要向治疗不孕不育症的专业医生咨询

相关页数 ▶▶▶
●先天性子宫畸形……114 页
●FSD……169 页

性交痛需要尽早治疗

"虽然想要进行性爱，但是很痛"，这可能是阴道的内腔过于狭窄，或处女膜过厚所引起的，也有可能是先天性阴道形态异常，所以请及早进行治疗。

无性是精神方面的问题

近年来，无性夫妇越来越多。如果长达半年以上没有进行过性生活，我们就可以称之为"无性"。这其中包括对性爱带有厌恶情绪或没有性欲等多种原因，但这些原因几乎都是由心理问题所引起的。最近，这种病症也被称为逆ED。女性的性功能障碍（FSD）也是造成这种问题的原因之一。

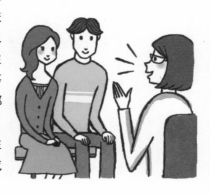

Check 2

堆积了许多压力吗？

在现代社会，因为工作烦恼和人际关系等问题，很容易使人感到压力很大。我们需要将压力释放出去。

YES 的数量有多少？

通过压力来 check 相互的状态

男性 女性	始终怀不上孩子，让自己觉得压力很大
男性 女性	工作太忙
男性 女性	觉得工作方面的压力很大
男性 女性	总是觉得疲劳和为一些事烦心

YES 的数量
1～4个……需要改善生活习惯
5～6个……压力已经开始堆积
7～8个……过多的压力会给身体带来影响

相关页数 ▶▶▶
● 无排卵月经……105 页
● 勃起障碍（ED）……168 页

荷尔蒙平衡被破坏

因为压力过大，导致

消除压力就能怀孕？

男女都有可能因为压力过大而引起不孕不育。感受到压力后，大脑的神经细胞受到刺激，可能会破坏荷尔蒙的平衡，对女性卵巢的工作形成阻碍，出现无排卵月经。

如果继续忍受工作和人际关系带来的各种压力，就可能给身体造成损伤。想必各位都会因为周围人无意的一句"你们还没怀上小孩吗？"而受到刺激吧。这时候，接受一些忠告也是消除压力的一种方法，可以向不孕不育医院的专科医生咨询。

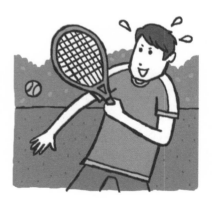

Check 3

关于以往的疾病经历有什么线索吗？

过去的病历也有可能是造成不孕不育的原因，例如有过性病手术和下腹部手术的经历。

性病请不要放置不管

如果性病一直得不到治疗，也可能引起不孕不育，或引发阴道和子宫炎症，甚至造成输卵管堵塞。为了防止出现这些情况，请在其完全治愈前，接受检查治疗。

男性患上性病，也可能没有自觉症状。如果性病一直得不到治疗，就会对造精功能产生障碍，引起睾丸萎缩症和输精管堵塞。近年来，感染性病的人越来越多，所以请不要和正常伴侣外的人发生性行为。

YES 的数量有多少？

通过病历来 check 相互的状态！

男性 女性	曾经患过性病
男性 女性	下腹部接受过手术
男性 女性	被慢性病所困扰
男性 女性	服用过医治精神病或胃溃疡的药物

YES 的数量

1～4个……需要改善生活习惯
5～6个……请前往妇科、泌尿科进行咨询
7～8个……需要向治疗不孕不育症的专业医生咨询

相关页数 ▶▶▶
- ●高泌乳素血症……102 页
- ●输卵管障碍……108 页
- ●输卵管粘连……108 页
- ●衣原体感染……110 页

开腹手术很危险！

女性会因为患有阑尾炎或腹膜炎，以及在生小孩时进行的剖腹产等手术而将肚子切开，术后很容易造成卵巢和输卵管粘连。

男性在接受疝气和尿道等手术后，也可能会造成输精管堵塞的情况。

如果患有结核、糖尿病、巴塞杜氏病（甲状腺障碍）等顽疾，也会出现难以受孕的情况。男性还要注意高血压和发烧时出现的并发性疾病。

在治疗顽疾时，需要长期服用药物，这些药物所产生的副作用会给受孕带来影响，在这种情况下，希望怀孕的患者向医生咨询。

女性服用治疗精神问题的药物（如抗抑郁的药物等），可能会造成月经不调、高泌乳素血症等疾病。男性服用药物也有可能出现勃起障碍和射精障碍。而男女如果服用治疗胃溃疡和头痛的药物，也会出现相同的症状。

会引起不孕不育　顽疾和服用药物也

需要注意的疾病

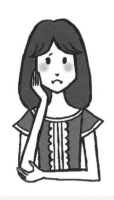

女性

● 性病
　　淋病、衣原体感染、滴虫性疾病

● 下腹部曾经做过手术
　　在治疗阑尾炎、腹膜炎，或生育时曾切开肚子

● 顽疾
　　结核、糖尿病、巴塞杜氏病

男性

● 性病
　　淋病、梅毒、衣原体感染、非细菌性膀胱炎

● 下腹部曾经做过手术
　　疝气、尿道等手术

● 顽疾
　　结核、糖尿病、高血压
　　出现高烧时的并发疾病（流行性腮腺炎、肾炎、腹膜炎等）

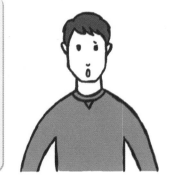

夫妻共同篇

Check 4

是否维持合适体重?

男女双方如果都太胖,不但会危害健康,还会给生育能力带来影响。

由肥胖或过瘦导致的女性不孕中约有一成是

为不孕症而烦恼的女性中,约有一成是由肥胖或过瘦而引起的。体重和怀孕能力有着密切联系。

女性的肥胖程度越高,出现无排卵或排卵障碍的可能性就越大。肥胖还会引起荷尔蒙紊乱。而男性如果过于肥胖,精子的运动能力就会降低,还有可能出现勃起障碍。

但也不要过于积极地减肥,因为这样也可能导致荷尔蒙紊乱和月经周期的不规律,甚至可能造成过早停经等情况。因此,减肥时要充足摄取营养并进行适当的体育运动,不要采用给身体带来损害的减肥方法。

YES 的数量有多少?

通过合适的体重来 check 相互的状态

男性	女性	喜欢吃饼干等甜食
男性	女性	每天都喝可乐或果汁等清凉饮料
男性	女性	短时间内体重增加 10kg 以上
男性	女性	BMI（Body Mass Index）数值为 25 以上

YES 的数量
1 ~ 4 个……需要改善生活习惯
5 ~ 6 个……可能有些生活习惯方面的疾病
7 ~ 8 个……可能会因为肥胖导致不孕

相关页数 ▶▶▶

●排卵障碍……102 页
●子宫癌……117 页
●勃起障碍（ED）……168 页

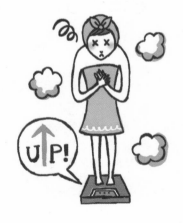

UP!

将 BMI 数值作为参考

　　判断肥胖度的指标被我们称为"BMI"，这已经成为了世界通用的指标。

　　BMI 是根据体重和身高计算得出的，和性别、年龄没有关系。BMI 指数为 22 时是最理想的状态。这项指数可以作为确认身体是否处于理想的健康状态的参考。

　　BMI 指数在"25"以上的人就需要注意了。肥胖是引起糖尿病、高血压等生活习惯性疾病的温床，女性如果过于肥胖，患子宫癌的可能性也会升高。

　　首先，要从改变生活饮食习惯做起。尽量减少食用甜食、喝清凉饮料的次数，控制糖分的摄入，在饮食方面要进行轻微限制并加强体育运动，循序渐进减轻体重。

查看是否肥胖的计算方法

◎ BMI 的计算方法

肥胖度：BMI（Body Mass Index）

$$BMI = 体重\,kg / (身高\,m)^2$$

BMI	肥胖度的判定
未满 18.5	低体重（过瘦）
18.5 ～ 25 以下	健康体重（理想为 22）
25 ～ 30 以下	肥胖度 1（轻度肥胖）
30 ～ 35 以下	肥胖度 2（中度肥胖）
35 ～ 40 以下	肥胖度 3（高度肥胖）
40 以上	肥胖度 4（超高度肥胖）

例：身高 160 cm、体重 55 kg 的人

$$55 \div (1.6)^2 = 21.5$$

这就可以被认为是理想体重。身高以米为单位进行计算。

合适数值
▼
BMI＝22

肥胖（1 ～ 4 度）
▼
BMI＝25 以上

夫妻共同篇

Check 5

是否有吸烟、喝酒的习惯?

烟草、咖啡因和酒精不但有可能成为不孕的原因,而且在怀孕后也会产生不良影响。

YES 的数量有多少?

通过吸烟、喝酒来 check 相互的状态

男性 女性	夫妻中的哪一方会吸烟
男性 女性	每天吸烟 20 支以上
男性 女性	每天喝咖啡 3 杯以上
男性 女性	每天都喝酒

YES 的数量
1 ~ 4 个……需要改善生活习惯
5 ~ 6 个……如果上瘾,或许就是造成不孕的原因
7 ~ 8 个……怀孕后也有可能会对胎儿造成影响

相关页数 ▶▶▶ ●勃起障碍 (ED)……168 页

吸烟百害而无一利

各项不同的研究已经证明,吸烟会给怀孕带来不良影响,除了对本人有害,还会让对方成为被动吸烟的受害者。吸烟会导致女性卵子数和男性精子数减少,以及精子运动能力低下。

根据某项调查表明,每天吸烟 20 支以上的男性,异常精子的比例比普通人高 2.5 倍。女性吸烟,则怀孕后流产和生育低体重儿的可能性会提高。因此,如果想怀孕,就请戒烟吧。

其他的嗜好品

要注意不要摄取过量的咖啡因。每天喝咖啡 3 杯以上的女性出现怀孕延迟的可能性是喝 2 杯以上女性的 2.5 倍。此外,男性如果饮酒过量,还会发生勃起障碍(ED)。因此最好制定一个肝脏休息日,少饮酒。

18

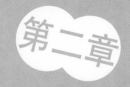

第二章

测量基础体温，让怀孕变得容易

了解自己的身体构造是实现生育健康宝宝的第一步。其中最重要的是通过基础体温来了解身体的循环周期。

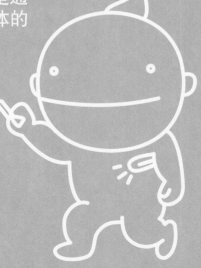

女性的身体构造

守护宝宝的重要的母体

就请来了解一下自己的身体构造吧。

怀孕和生产都是在女性体内进行的。那么，

女性生殖器官的工作原理

女性的生殖系统包括内生殖器官和外生殖器官及其相关组织。

所谓内生殖器官是指以子宫为中心的阴道、卵巢、输卵管等位于女性体内的生殖器官。从排卵、受精、怀孕到生产等小孩诞生前的所有过程，都是在内生殖器官里进行的。因此，女性的身体是生育小孩时最重要的部分。

卵巢内储存了女性的配子——卵子。卵子和精子结合，最终受孕。女性卵巢所能产生的卵子数量是在女性出生时就决定了的，不可能增加。

而位于体外的阴道口、大阴唇、小阴唇等器官被称为外生殖器官。乳房除了哺乳外，在性爱时还担负着产生性刺激的作用。

小知识 卵巢的年龄

女性一生中，大约会排出 400～500 个卵子。

在女性的胎儿时期，卵巢内所储存的卵泡大约有 600 万个。其数量会随着年龄的增长而减少。女性长到 1 岁时，卵泡大约只有 200 万个；进入青春期，卵泡变得只有 10 万个；到女性停经时，卵泡的数量就会变为 0。

女性的身体

阴道

位于子宫的入口，在性爱时，和阴茎结合，将精子运送至子宫。阴道内部为了保持自我清洁，时常呈酸性状态。

卵巢

左右各一个，每月都会从其中一侧排出卵子，形成排卵，并分泌女性荷尔蒙，对能否成功怀孕产生较大影响。

子宫

和阴道相连的器官，能给受精卵输送营养。在保护胎儿的同时，担负着促进发育的保育器作用。

输卵管

连接卵巢和子宫的管状器官。为了将卵子和受精卵运送至子宫，内部的皱褶和隆起一直向着子宫方向运动。

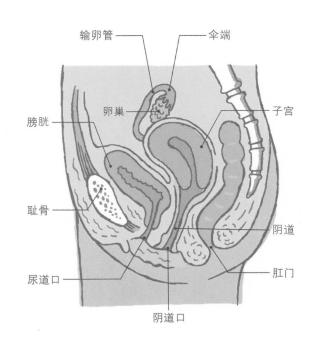

输卵管　　　伞端
卵巢
膀胱
耻骨
尿道口
阴道口
子宫
阴道
肛门

排卵后的卵子

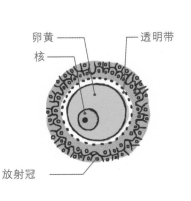

卵黄　　　透明带
核
放射冠

生殖器的构造

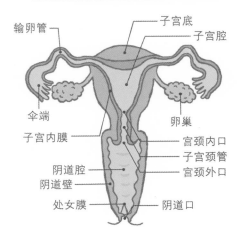

输卵管　　　子宫底
子宫腔
伞端
子宫内膜
阴道腔
阴道壁
处女膜
卵巢
宫颈内口
子宫颈管
宫颈外口
阴道口

21

男性的身体构造

制造精子，并将其送至母体

了解一下，制造精子并送出精子的男性身体构造吧。和女性的身体一样，男性的身体也存在生殖器。我们就来

男性生殖器的工作原理

男性生殖器的主要职责是制造并储存精子，并通过射精的方式将其送至阴道内。

男性在感受到性兴奋后，位于阴茎的海绵体会充血，从而变大、变硬，形成勃起。在达到性高潮时，作为男性配子的精子会随着精液一起，通过阴茎排出体外，这一过程被称为射精。

睾丸每天会制造 3000 万至 5000 万个精子，每一次射精所释放出的 2ml ～ 4ml 精液中约含有 2 亿～ 3 亿个精子。被射入阴道内的精子会在女性体内和排卵后的卵子相结合，从而实现怀孕。男性的精子和女性的卵子一样，是实现怀孕的关键。因此请记住，怀孕绝不是女性单方面的问题。

小知识　精子和年龄的关系

男性从 40 岁开始，生殖能力逐渐衰弱。这是因为促进健康精子发育的睾丸间质细胞会随着年龄的增长而逐渐减少，造成产生精子的能力减弱。随着男性年龄的增长，充满活力的精子无法产生，这和流产等怀孕风险也有着很密切的关系。

男性的身体

阴茎

在性爱时进行射精，负责将精液注入女性的阴道内。在感受到性兴奋时，海绵体会充血，形成勃起，变得又大又硬。

睾丸

制造精子，分泌男性荷尔蒙的器官。

附睾

位于睾丸后方，是精子的储藏库。

精囊

当睾丸的精子积满后，精子就会通过输精管储藏在精囊中。

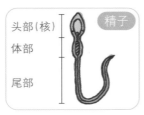

精子

头部（核）

体部

尾部

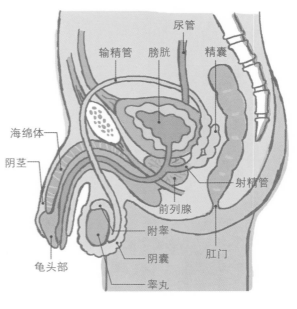

尿管

输精管　膀胱　精囊

海绵体

阴茎

射精管

前列腺

附睾

龟头部

阴囊

肛门

睾丸

男女的生殖功能比较

	女性	男性
性染色体	XX	XY
未成熟配子数	出生时固定， 随着年龄增长减少。	从青春期开始， 会持续生产 80 年
配子成熟所需时间	成熟到具备受精能力 需要 290 天左右	90 天左右
配子的生殖方式	以月为周期	每天
配子的受孕期限	排卵后 1 天	射精后 3 天

23

月经周期和怀孕的原理

怀孕是如何形成的?

按照顺序,来了解一下怀孕的原理吧。

怀孕由排卵、受精、着床三个工序所构成。我们就

与怀孕密切相关 排卵、月经周期

怀孕和女性的月经周期以及排卵有着密切联系。

到了每个月的月经期,为了培育将会成为卵子的卵泡,女性体内会分泌出卵泡刺激荷尔蒙(FSH)。接到荷尔蒙的指令后,位于卵巢内的大约20颗卵泡开始成长,而这些卵泡中,只有个头长得最大的优势卵泡能够经过发育最终获得排卵的机会。

接近排卵期时,优势卵泡会发育至2cm左右,卵巢开始分泌雌性激素,通知大脑,卵泡已经成熟。大脑接收到指示后会分泌黄体生成素(LH),之后便开始排卵。这时卵巢的外皮会破裂,同时将卵子挤压出来,形成排卵。

排卵后的卵子会在腹腔内被伞端吸收,并在输卵管内等待精子。

如果没有受精, 则会出现月经

排卵后的卵泡会变为黄体,并分泌孕甾酮,通知子宫已经排卵。子宫接受到这个信息后,开始储存血液,加厚子宫内膜,等待受精卵。

在排卵后24小时以内如果没有实现受精,卵子就会死亡。排卵两周后,厚厚的子宫内膜就会脱落,形成月经。

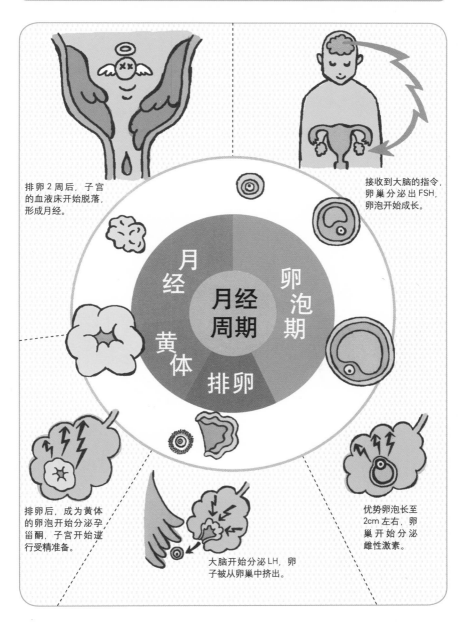

排卵 2 周后，子宫的血液床开始脱落，形成月经。

接收到大脑的指令，卵巢分泌出 FSH，卵泡开始成长。

月经周期

月经

黄体

卵泡期

排卵

排卵后，成为黄体的卵泡开始分泌孕甾酮，子宫开始进行受精准备。

大脑开始分泌 LH，卵子被从卵巢中挤出。

优势卵泡长至 2cm 左右，卵巢开始分泌雌性激素。

精子在阴道内被释放出，然后向着通过子宫在输卵管等待的卵子前进。一次射精会释放出 2 亿～ 3 亿个精子，但其中能够成功到达输卵管的并不多，其余精子都会在途中死去，因而受精的机会和精子的运动能力有关。因为射精后的精子还不具备受精能力，它们是在以受精为目标，向着输卵管前进的过程中，逐步获得受精能力的。

此外，排卵后的卵子外部还有一层被称为透明带的薄膜保护着。到达卵子的精子会释放出酶来破坏这层保护膜，最终侵入卵子，形成受精。

如果卵子和精子能够相遇，就实现了受精

STEP 2　授精

输卵管间质部
子宫
输卵管峡部
精子储藏所
输卵管壶腹部
子宫颈管
阴道

1 通过射精进入阴道内的精子约有 2 亿～ 3 亿个。首先它们会以子宫为目标，摇动着尾巴前进。

2 子宫颈管非常狭窄，通过率只有 1%。只有能力强的精子能够通过子宫颈管，其余的精子将会留在阴道内。

3 精子会沿着输卵管向左右一方前进，通过子宫颈内口后，精子的数量已经减少为射精后的 100 万分之一。

4 输卵管峡部的前半部分有一处精子的储藏所，精子可以在这里获得受精功能，在不断成熟的同时，等待排卵。

5 排卵后，精子会继续向输卵管壶腹部前进，虽然最终到达卵子的有一大群精子，但冲破卵子的透明带并成功实现受精的只有一颗。

受精后，卵子的透明带会再度关闭，防止其他精子入侵。受精卵在一边进行细胞分裂的同时，一边向着子宫前进。2 次分裂，4 次分裂，8 次分裂……一直持续分裂。在受精后的 4～5 天里，受精卵会到达子宫，嵌入厚厚的子宫内膜，并在这里安定下来，这一过程被称为着床。着床大概发生在受精后一周左右。

有些人担心到达子宫的受精卵会从子宫里掉出来，其实这种事是绝对不会发生的。排卵后，子宫会从下方向上方收缩，因此会使受精卵一直保持在上方，产生出实现着床的时间。所以，不必担心受精卵会掉出来。

STEP 3　着床

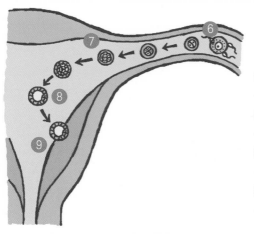

6 透明带关闭后的受精卵称为卵子和精子的同核结合体。

7 2 次分裂，4 次分裂，8 次分裂，16 次分裂……在进行细胞分裂的同时，受精卵从输卵管壶腹部向着子宫前进。

8 在保持胚胎的状态时，受精卵内已经有许多细胞了。

9 在子宫内膜着床。在子宫内膜着床后，内膜成为胎盘，向胎儿输送营养。

小知识　配子的寿命

精子能够在射精后存活 3 天左右，而卵子的寿命只有 24 小时。如果不能在这有限的时间内结合，就无法成功受精。因此，排卵和性爱的时机是非常重要的。

精子和卵子的寿命

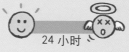
24 小时

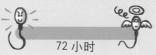
72 小时

时机法

想以自然受孕为目标，需要做的事

想要实现怀孕，最重要的就是性爱时机。

首先需要了解自己的排卵日。

提高怀孕成功率的方法

只有在性爱后，女性的卵子和男性的精子成功结合，才能成功怀孕。但卵子的寿命为排卵后 24 小时，精子的寿命为射精后 72 小时，无论进行多少次性爱，如果不能掌握好时机，都不可能成功受孕。

因此，怀孕最重要的是掌握女性的排卵日。如果能够推算出排卵日，在这段时间前后进行性爱，就可以让释放出的精子在卵子寿命结束前成功实现受精。

能够独自进行的实践法

在计算排卵时间的方法中，最普通的是填写基础体温表。女性的体温会随着月经周期和荷尔蒙平衡而发生变动，可以通过每天测量基础体温并制作图表的方法来大致预测出排卵日。此外，除了使用基础体温表的方法，还可以通过查看子宫颈管黏液的方法或利用市面上销售的检查药的方法来推断排卵日。但即使使用了这些方法，也并不是一定就能准确推算出排卵日。想要更加准确地推算出排卵日，最好使用基础体温表和检查药物等，利用多种方法来进行推算。

预测排卵时间的方法

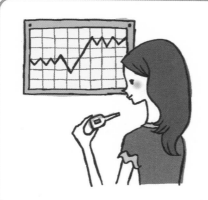

方法 1

基础体温表

可以使用妇女体温计，每天早上测量体温并制作曲线图。通过体温变动，掌握自己的月经周期，可以在一定程度上预测出排卵日。

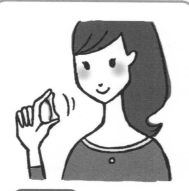

方法 2

子宫颈管黏液

排卵期时，子宫颈管黏液，也就是所谓的白带会过多地分泌出来。可以将清洁的手指伸入阴道内，取出白带，在手指上渐进拉伸。如果能够拉得像一根线一样长，就可以得知已经接近了排卵日。

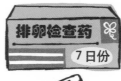

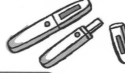

方法 3

检查药

查尿的方式
查看尿液中的 LH，在浓度达到最高峰后的 24 小时内就会排卵。

查看尿液的方式
可以利用附属的显微镜，将黏液粘在玻璃上来查看。如果发现结晶，则表示已经接近了排卵日。

测量基础体温

要了解自己身体的规律

首先，我们来了解一下自己身体的规律。制作基础体温表是实现自然怀孕的第一步。

测量基础体温的优点

在排卵后的女性身体内，黄体化的卵泡会分泌孕甾酮，使体温出现一些轻微的上升。因此，每天早上在同一时间测定体温，将这些细微的体温变化在体温表上加以记录，就可以了解自己的月经周期和排卵日，以及荷尔蒙平衡的状态。对于以实现自然受孕为目标的夫妇们来说，测量和记录基础体温是最有效的手段，也可以说是进行不孕治疗的第一步。

所谓基础体温，是指身体处于熟睡时的体温。为了能够尽可能地接近熟睡状态，早上醒来后，请在不移动身体的状态下进行测定。此外，生活无规律是无法得出正确数值的，因此请注意生活规律，并坚持记录 3 个月左右，这样就能掌握自己身体的循环规律。

小知识　妇女体温计

想要测定基础体温，需要使用妇女体温计。妇女体温计有许多种，其中水银式体温计是最准确的，但测定时间需要 5 分钟，而且测量后需要挥动体温计，让指示回归原位，让人觉得麻烦。虽然电子式体温计存在一些误差，但测量时间只需要 1～3 分钟，因此很受欢迎。而带有记录功能的体温计，价格较高，在这里就不做推荐了。

测量基础体温的方法

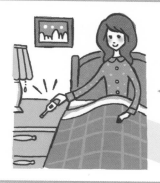

1 将体温计放置在能够很快拿到的场所

为了能在早上睁眼后立刻进行基础体温测量，请在睡前将基础体温计放在枕头边上。如果当天睡得比平时晚，请在备注栏里记录清楚。

早上不起床就进行测量 2

在睁开眼后，不要乱动，保持平躺状态来测量体温。将温度计放置于舌头根部，待测量结束后才能活动。

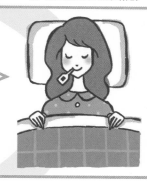

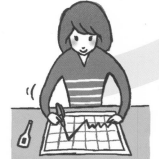

3 记录基础体温表

将测量的体温填写入记录表中，并将每天的体温用线连接起来，构成曲线图，就能了解自己身体的循环情况。

＊可以使用本书附的《基础体温表》。

测量基础体温时的注意事项

● 必须保证 4 小时以上的睡眠时间。

● 如果深夜 2 点后入睡，早上 5 点前起床，这是无法正确测量体温的。

● 如果身体一动，体温会立刻升高，所以在睁开眼后，请不要起身，直接测量。

● 即使一两天忘记测量，也不要放弃，要继续坚持。

制作基础体温表

检查荷尔蒙平衡

将每天早上测出的基础体温制作成图，

就能了解自身的荷尔蒙平衡状况。

基础体温的变动

月经开始到排卵前的这段时间被称为低温期。体内分泌的雌性激素抑制了体温上升，这时，体温会在 36.0℃ ～ 36.5℃ 之间维持 14 天左右。到了排卵前，体温会突然升高。而排卵期间，体温会升高至 36.3℃ ～ 36.7℃，并持续一段时间的高温期。如果基础体温表中低温期和高温期区分明显，则为正常。

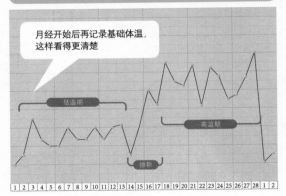

正常的基础体温表

月经开始后再记录基础体温，这样看得更清楚

低温期　排卵　高温期

1 2 3 4 5 6 7 8 9 10 11 12 13 14 15 16 17 18 19 20 21 22 23 24 25 26 27 28 1 2

【低温期】　卵巢分泌的雌性激素分泌量增加，这段时间里身体维持低体温，持续时间为月经开始后 2 周左右。

【排卵】　低温期向高温期变化的交界点，开始出现排卵。体温急剧下降又突然上升的这段时间可以认为是已经排卵。

【高温期】　由于体内分泌孕甾酮，身体会维持一段高温期。如果没有受孕，则两周后随着月经的到来，会再次回到低温期；如果怀孕，高温期则会持续到怀孕的第 14 周。

非正常的基础体温

高温期过长

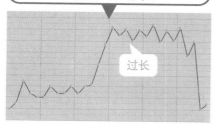

过长

排卵后长期持续高温期，则有可能是已经受孕。但也有可能是由一些内科疾病引起的，这时会有流产的可能性。

体温乱七八糟

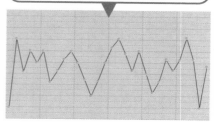

由于生活不规律，每天的睡眠时间和起床时间都不一致而导致体温混乱，其中睡眠时间过短可能是主要原因。首先，要开始过有规律的生活。

高温期过短

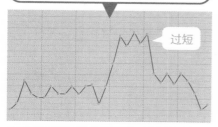

过短

卵子未成熟或黄体功能不全的情况下，高温期就会缩短。这时需要进行治疗，请咨询医生。

低温、高温无法区分

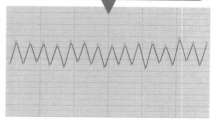

可能是由于孕甾酮分泌的平衡被打乱，也有可能是出现了无排卵月经。如果持续 40 天以上仍然没有改善，就需要向医生咨询。

咨询一下医生吧！

要如实记录

有些患者为了让自己的基础体温表规范、好看，会擅自更改自己的数值。

基础体温表是为了了解自己的身体规律和状态、分析不孕的原因、查明是否患有不孕症而制作的。自己所记录的基础体温表和其他人的基础体温表有差异并不是什么可耻的事情。填写虚假的信息是毫无意义的，而且还有可能遗漏一些问题。

所以，请正确记录自己的数据。如果出现了一些非正常的数据，请向医生进行咨询。

在医院接受时机法指导

能够更准确地掌握排卵日的方法

如果在医院接受检查和指导，就能够更准确地掌握排卵日。

时机法
由医生指导的

算出排卵日
通过检查推

正如前文所述，通过使用基础体温表、子宫颈管黏液、检查药物等方法，我们大致可以自行预测出排卵的周期。可如果想要更加准确地掌握排卵日，最好是去医院。

在医院，可以通过多项检查来推算出排卵日，然后再接受医生对性爱时机的指导。相比于自己记录基础体温表所推算出的时机，其成功受孕的可能性会有所提高。

在接受初诊后，如果想要进一步推算出排卵日，则需要接受阴道超声波检查和尿液、血液检查。

阴道超声波检查是通过超声波来查看阴道内的状态。通过查看子宫和卵巢的状态，来确定是否患有疾病或有无异常的同时，观察卵泡的发育状态。而查血、查尿的原因则是由于接近排卵日后，尿液内的 LH 浓度会增加。

根据检查结果所预测的排卵日更加准确，大家可以根据医生的指示进行性爱。

但这些检查只能是在接近排卵日的时候进行。平时仍然需要记录基础体温，等待接近排卵日时，再前去医院接受 2 ～ 3 次检查。

为了推算排卵日而进行的检查

尿液、血液检查

接近排卵日后，LH的分泌量会增加。如果在尿液、血液中查出LH的浓度升高，则可以正确推算出排卵日。

阴道超声波检查

当卵细胞成长至18mm～22mm左右时，就会迎来排卵。这项检查是将拇指大小的超声波发信器塞入阴道内，查看卵泡的发育状态。

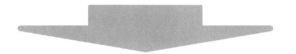

可以更加准确地推算出排卵日

去医院时需要注意的问题

基础体温表除了可以用于了解身体状态和循环状态外，还可以检查身体是否出现异常，以便尽早发现问题。因此，去医院时请带上基础体温表。

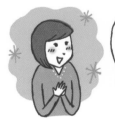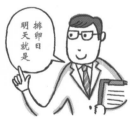

排卵日明天就是

小知识 排卵诱发剂

如果依照医生指导的时机法来进行性爱，却始终未能受孕，那么可以使用排卵诱发剂。所谓排卵诱发剂，是一种促使排卵的药物，在服用此类药物的同时，仍需坚持进行推算排卵日的检查。一开始可以采取服用的方式，如果仍没有明显的效果，则可以采用注射的方式来代替。

不过，服用排卵诱发剂会促进卵细胞的发育，在排卵时可能会出现排出多颗卵子的情况，容易怀上多胞胎，从而给母体产生很大的负担。而且，药物会产生一些副作用，引起头痛、眼花等症状，还有些人会出现卵巢肿胀的情况，需要特别注意。

提高怀孕可能性的性爱方式

如果知道排卵日

千万不要放过排卵日的机会，
要注意性爱的时机和生活习惯。

每月只有一次排卵日，千万不要浪费掉这个大好机会。因此，在什么时候性爱就显得尤为重要。

从卵子和精子的寿命来考虑，为了提高怀孕的可能性，我们可以选择包括排卵日在内的前后 5 天时间进行性爱。如果还想进一步提高怀孕的成功率，可以在排卵日的前一天以及排卵日的当天进行性爱，这时是能够防止卵子出现老化状态并成功受精的最有效时机。

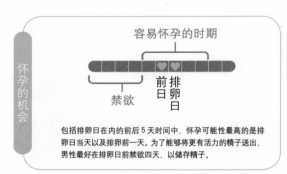

包括排卵日在内的前后 5 天时间中，怀孕可能性最高的是排卵日当天以及排卵前一天。为了能够将更有活力的精子送出，男性最好在排卵日前禁欲四天，以储存精子。

精子的活力越高，受精的成功率也就越高。因此，在排卵日前后，不仅仅是女性，男性也需要有意识地改善生活方式。除了生活上要有节制外，在排卵日前还要注意禁欲，不要饮酒过度以及长时间沐浴。如果有了男性的协助，就能释放出更有活力的精子。

Check

性爱前后的注意事项

 男性 注意不要让身体温度变得过高

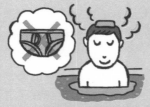

在 31℃ ～ 33℃ 的条件下，睾丸的运作会变得更加活跃。但如果长时间泡热水澡或洗桑拿，会对睾丸的活动产生妨碍，要尽量避免这种情况。

 男性 禁欲四天

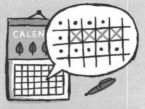

如果精子数过少，怀孕的成功率就会降低。精子数恢复到正常值大概需要四天时间，所以在排卵日性爱的前四天，最好禁欲以储存精子。

 女性 在性爱结束后，请立刻保持静止

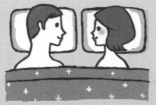

在性爱结束后，为了不对精子的前进产生阻碍，请保持平躺姿势 10 分钟左右。最好是双膝竖立，将阴道口堵住。

 男女一起 请不要酗酒、吸烟

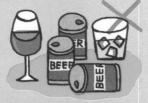

男性少量饮酒并无大碍，但如果酗酒，则可能会引起勃起障碍。此外，吸烟也会对生殖器官的血液流动造成阻碍，因此男女双方最好一同禁烟禁酒。

 咨询一下医生吧！

义务式的性爱

有不少夫妇单纯为了怀孕而进行义务式的性爱，有些女性对于依照医生指示进行性爱的行为带有抵触感，还有一些男性对"排卵日"这个词感到很大的压力，会尽量避免性爱。

但性爱这件事本来就需要夫妻双方在极其自然的情况下进行。如果有了想要小孩的愿望，就不要因为今天是排卵日而认为是进行义务式的性爱。首先要营造出让双方感到快乐的气氛，不要被排卵日所束缚，在排卵日前后自然地性爱，重新审视一下夫妻之间的关系。

容易受孕的体位

通过体位来提高怀孕的成功率

这对精子进入阴道会有帮助。

选择合适的性爱体位和成功受孕存在很大关系，

的关系 怀孕和体位

性爱的体位和怀孕率是否存在直接关系？很遗憾，现在还没有明确证据表明两者存在直接关系。但为了让射入阴道内的精子能够顺利到达子宫，就需要选择合适的体位，可以参照下页的图片所示的体位。如果能够在子宫的入口处选择合适的角度射精，精子就能够很轻易地进入，也就能够提高受精的成功率。

为了不妨碍精子成功进入体内，性爱结束后的姿势也是非常重要的。这时女性不要立刻移动，应该将膝盖立起来，抬高腰部，保持静止姿势10分钟左右。

在性爱后，有些人会出现精液从阴道内流出来的情况，但并不是所有的精液都会流出，必要部分的精子已经向着阴道移动了，请不必担心。

小知识 性高潮能提高怀孕率

有说法是女性在感受到性高潮后，可以让更多的精子进入到阴道内，因此性高潮能够提高怀孕率。对自然排卵类动物进行的实验表明，性高潮的确可以促进排卵。因此，进行带有性高潮的性爱，可以获得提高怀孕率的效果。

精子容易进入的体位

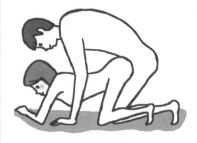

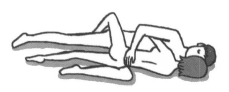

【正常位】

女性膝盖抬高，阴道呈后倾，精子就能很容易进入。也可以在腰部下面塞个枕头，抬高腰部。

【后背位（胸膝位）】

由后向前的体位。女性要尽量让自己的膝盖靠近胸部。

【侧仰位（横向）】

由于输卵管和子宫没有受到压迫，所以不会对精子进入体内造成阻碍。患有腰痛的人和较胖的男性采用这种体位很有效果。

【后背位（腹卧位）】

男女共同采取俯卧的姿势，重叠在一起。女性两脚伸直，展开。

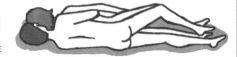

【后侧位（横向）】

和侧仰一样，这是一种骨盆下部不受压迫的体位。女性如果能够稍微前倾，就能结合得更深。

进行这样的性爱，能够提高怀孕率

提高性爱的满足度，可以实现怀孕

虽然以"自然怀孕"为目标而努力进行性爱合情合理，但请不要忘记，除了怀孕外，还要享受"带有爱意"的性爱。如果因为久久不能怀孕而感到过多的压力，造成神经质，那就适得其反了。在怀孕前，要留出一部分时间，使得夫妻双方能够充分享受二人世界，这首先需要构造出双方都能充分享受的环境。

进行放松的性爱才更容易产生性高潮，同时性爱的次数也会增加，而当女性感受到性高潮时，怀孕的成功率会提高。可以利用音乐和红酒来调节气氛，或者用鸳鸯浴等方式来增加夫妻间的情趣。

更加享受性爱吧

可以提高怀孕成功率。进行双方都能获得满足的性爱，

选择出生时间的方法

整个孕期约 40 周，预产期一般被认为是在受精后的第 8 个月 23 天。在推算预产期时，需要将最后一次月经的第一天至排卵日的时间计算进去，具体的计算方法应为末次月经时间的第一日算起，月份减 3 或加 9，日数加 7。但实际分娩日期可能与推算出来的预产期相差 1～2 周。如果不确定末次月经日期，则需要通过 B 超等检查来测算预产期。

（例）想 10 月 15 日生产。

受精日 10 月 15 日 −8 个月 23 天 = 1 月 23 日

进行提高怀孕率的性爱的条件

条件 1
10 月至 5 月之间

这段时间的受精能力很强，据说怀孕的成功率能够倍增。

条件 2
在明亮的地方性爱

在明亮的地方性爱，可以促进月经周期的规则性，提高受精能力。

条件 3
女性的诞生月

据说女性在自己诞生的那个月受精能力会提高。可以利用庆祝纪念日的机会，进行自然的性爱。

条件 4
提高兴奋度

进行前戏等行为可以提高相互的兴奋度，促进荷尔蒙分泌，使精子容易进入，更容易受精。

条件 5
在早晨进行性爱

在早晨，男性荷尔蒙的分泌量会增加，精子浓度会增加，性欲也会更高，所以可以在早上进行性爱。

条件 6
放松

彼此放松地进行性爱，可以提高性欲和快感度，获得更好的效果。

☑
Check

男性在日常生活中需要注意的事项

让睾丸温度降低

睾丸制造精子的理想温度是 31℃ ～ 33℃，这个温度略低于体温。因此，如果让睾丸温度降低，则更有利于促进睾丸制造精子的工作。入浴时，可以在比体温略低的温水中待上 5 ～ 10 分钟。

穿宽松的内裤

穿紧身的三角裤会使下体的密闭性提高，造成睾丸温度上升，不利于制造精子。想要制造出具有活力的精子，最好穿通风状况较好的宽松内裤或密闭性较差的内裤。

定期释放精子

男性过了 25 岁后，当输精管壶腹部的精子处于积满状态时，睾丸就会停止制造精子。如果不适当释放精子，新的精子就不会被继续制造，从而造成精力减退或精子质量下降。为了让睾丸保持活力，需要每周释放一次精子。

生男生女

想必任何人都有过"想要男孩"或"想要女孩"的想法吧。
这种选择出生胎儿性别的情况称为生男生女。

从理论上来说，生男生女是可以实现的，因为小孩的性别是由形成受精卵的精子所持有的染色体决定的。如果形成受精卵的精子持有 X 染色体就会生女孩，持有 Y 染色体就会生男孩。所谓生男生女，就是利用各种精子的习性，让持有希望染色体的精子先受精的一种尝试。

比如说，持有 Y 染色体的精子游泳速度比持有 X 染色体精子的速度快，但寿命短。我们可以利用这些特性，在排卵日进行性爱，这样游泳速度快、持有 Y 染色体的精子就可能更快实现受精。相反，如果在排卵日前几天进行性爱，持有 Y 染色体的精子寿命较短，持有 X 染色体的精子就有可能存活下来，实现受精。

其他方法还有使用啫喱来调整阴道内 pH 值的方法和体位法等。关于实现生男生女的民间方法有许多种，但是目前为止，这些方法都没有实际的科学依据，不过有些仍然值得尝试。

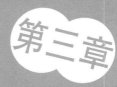
第三章

构建容易
怀孕的身体

提高怀孕能力的秘诀在于日常生活习惯。如果过着充满生命力且健康的生活，就能够构建一个容易怀孕的身体。

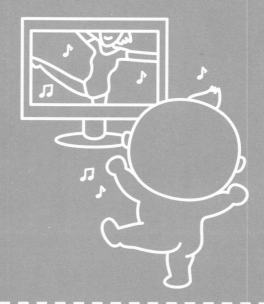

提高怀孕能力的饮食

平衡的饮食可以提高怀孕能力

加入一些能够帮助怀孕的食品。

首先确认一下每天的饮食生活，可以

饮食会给身体带来影响

大部分女性都有体寒、贫血、低血压等症状，造成这些症状的主要原因是体内的血液循环不畅，而血液流动不畅也会影响正常怀孕。所以，最好及早进行调理。可以多食用一些能够改善血液循环的食物，例如含有维生素E以及含有铁元素的食物。

维生素E具有提高生殖功能的作用，是对男性很有帮助的营养素。此外，锌能够促进男性荷尔蒙合成并提高精子的制造能力。男性常在外应酬，晚上也睡得很晚，生活很容易变得不规律。而对于想要成功怀孕的男女来说，不规律的生活习惯是最大的敌人。偏食的人也要注意改善自己的饮食习惯，重新审视一下自己的生活方式和作息时间，改变不规律的生活。

其他的营养素

● 维生素A
增强抵抗力，具有促进身体活性化的效果。

● 维生素B
是消除疲劳、提高精力必不可少的营养素。

● 铁
是由铁不足造成的女性贫血的大多数原因

● 钙
明显的效果。钙对于缓解压力具有很

对怀孕有帮助的食物

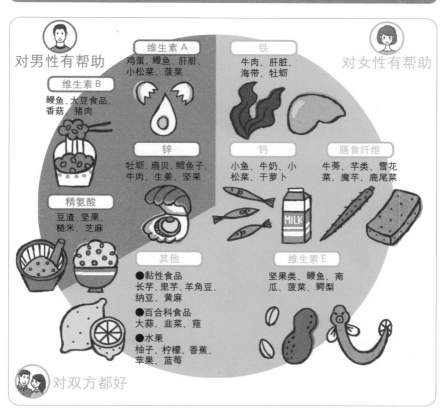

对男性有帮助

维生素 A
鸡蛋、鳗鱼、肝脏、小松菜、菠菜

铁
牛肉、肝脏、海带、牡蛎

对女性有帮助

维生素 B
鳗鱼、大豆食品、香菇、猪肉

锌
牡蛎、扇贝、鳕鱼子、牛肉、生姜、坚果

钙
小鱼、牛奶、小松菜、干萝卜

膳食纤维
牛蒡、芋类、雪花菜、魔芋、鹿尾菜

精氨酸
豆渣、坚果、糙米、芝麻

其他
●黏性食品
长芋、里芋、羊角豆、纳豆、黄麻
●百合科食品
大蒜、韭菜、薤
●水果
柚子、柠檬、香蕉、苹果、蓝莓

维生素 E
坚果类、鳗鱼、南瓜、菠菜、鳄梨

对双方都好

茶的效果

● 绿茶

防癌症有很大的效果。
多糖类、氟素，对于预防富含维生素C、类黄酮，有帮助。
吸收，对糖尿病患者很可以抑制肠道对糖分的

● 金奈玛抗糖茶

便秘和过敏症。可以治疗血液的作用。
所含的类黄酮具有净化

● 鱼腥草茶

谢，还有利尿的作用。
滋身强体，促进新陈代

● 薏苡茶

和食欲不振时最有效。
具有强精效果，在酷暑

● 枸杞茶

补品和中药的效果

将辅助食品和药物良好地结合起来

将可以尽快补充营养素的补品和具有改善体质的中药良好地结合起来。

补品的效果

补品并不属于医药品，只是具有特定功能的食品，如具有营养功能的补品。即使没有医生的处方，也能很容易买到。对于那些忙于工作而无暇顾及自身饮食，最终造成营养失调的人来说值得一试。但用量和用法需要严格遵守要求，特别要注意的是，不要过度依赖补品。

对预防不孕有效果的补品

● 左旋肉碱
属于B族维生素。产生精子无力、对胰岛素产生好的影响外，还可以除了给精子和卵子的质量产生抵抗等问题。改善精子无力、对胰岛素用的营养素。在改善骨质、更年期障碍方面也具有同雌性激素相似作

● 大豆异黄酮
有不错的效果。

● 叶酸
可以降低先天性障碍和流产、不孕症的发病率。类

● 补酵素
品的方式来补充。获取，可以通过食用补这种成分很难从饮食中具有产生能量的成分。

● 玛咖
的物质。种富含多种优质营养素的精氨酸、锌等，是一矿物质以及和生殖相关脂肪酸、B族维生素、必要的氨基酸和铁、钙、合物、蛋白质、纤维、玛咖含有大量的碳水化

含有药物成分的天然植物、动物、矿物质制成的药物被称为中药。可以将各种各样的药物组合成一个处方，使得一个处方能具备多种效果。最近，已经可以使用医疗保险购买中药，而且中药在治疗不孕症方面也开始被频繁使用。它对于治疗体寒、贫血、月经不调等病症和改善体质有着明显效果。由于疗效稳定，对体质影响较小，所以请安心服用。

中药在治疗病症时，还会根据人的抵抗力来进行详细的划分。所以，不要看到和自己有相似症状的人服用什么就认为自己也可以服用，一定要严格遵照医生的处方。

通过中药改善体质

主要的中药种类

● 桃核承气汤

经不调、腰痛等病症。用于治疗精神不安、月经失调等症状。还可以改善月经不调、便秘等症状的人。比食用桂枝茯苓丸更有效。适用于患有头晕、不稳定、失眠、肩部酸痛等症状的人。

● 加味逍遥散

经不调等症状。自律神经不稳定、失眠、肩部酸痛等症状的人。还可以适用于体质虚弱、精神不稳定的人。改善月经不调、精神

● 桂枝茯苓丸

的症状，对于体寒和月经不调等症状也很有效果。对于治疗月经不调、急躁等症状，适合体力较弱的人。液循环不良和腹部疼痛，能够增强体质，改善血

● 当归芍药散

和痛经也很有效果。对于治疗月经不调、急躁等症状，适合体力较弱的人。可以治疗体寒、贫血、疲

● 补中益气汤

退等症状。欲不振、疲惫、精力减治疗男性的低血压、食倦怠感。改善下半身寒冷、无力、起不全的症状。还可以增强男性精力。改善勃

● 八味地黄丸

神经病等症状。还可以改善月经不调、干燥、手脚僵硬的人。适用于体质虚弱、皮肤

● 温经汤

调等症状。月经不调、自律神经失体寒的人。还可以改善适用于气色不好、贫血、

● 四物汤

适用于气色不好、贫血、

能够实现怀孕的生活习惯

重新审视每天的生活

提高基本的生命力

不良的生活习惯或许就是导致不孕不育的原因，那么就重新来审视一下每天的生活，构建容易怀孕的身体吧。

如果没有发现一些导致不孕的病因，却始终无法怀孕，这时就需要重新审视一下每天的生活。无规律的生活作息和偏食、运动不足、压力过大等情况会造成基本的生命力低下，也就有可能导致不孕不育。首先，需要有意识地开始有规律的、健康的生活，让身体恢复生命力。

除了通过前文所述的方法来改善饮食外，还需要注意让身体血液循环保持顺畅，因此要避免穿紧身服，如一些紧缚下半身的衣服和过紧的内衣。

此外，如果身体寒冷，则会使基本的新陈代谢能力降低。注意不要吹太多空调，可以通过泡澡来使身体保持温暖，保持基本的新陈代谢能力。进行适度的运动也是很有效果的，可以通过做广播体操、爬楼梯等方式来加强锻炼。让我们从这些小事开始做起吧。

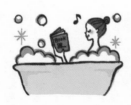

通过泡澡来击退寒冷

建议体寒的人常泡澡。浸泡 20 ~ 30 分钟可以排出体内的毒素和寒气。不过，注意不要让男性睾丸过于温暖。

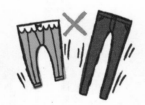

不要穿过紧的衣物

过紧的衣物会影响骨盆内的血液循环，所以不要穿过紧的衣服和内裤。

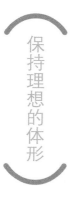

保持理想的体形

女性如果过于肥胖，会引起荷尔蒙循环异常，从而引发排卵障碍。男性如果过于肥胖，会增加荷尔蒙的分泌，使精子的运动能力降低。

女性如果过瘦，会出现月经不调、贫血等症状，从而引起着床障碍。所以，不要盲目减肥。

不管怎么说，过胖和过瘦都有可能导致不孕。可以通过计算 BMI 的方式（参照 17 页）来判断自己是否过胖或过瘦，从而改善饮食，加强运动，努力保持理想的体形。

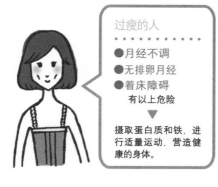

过瘦的人

● 月经不调
● 无排卵月经
● 着床障碍
有以上危险

摄取蛋白质和铁，进行适量运动，营造健康的身体。

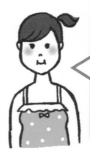

肥胖的人

● 排卵障碍
● 多囊卵巢综合征
● 黄体化未破裂卵泡
有以上危险

减少饮食量，加强锻炼，慢慢减轻体重。

生活中不要堆积压力

很多接受不孕不育治疗的人都带有相当大的压力：有些人是因为工作和人际关系而烦恼，有些人是因为一直没能怀上小孩而压力倍增，还有些人是因为进行不孕治疗而感到压力很大。由于身心是紧密联系在一起的，压力过大也会对受孕能力产生不良影响，甚至可能使这种原因不明的不孕不育情况一直持续下去。因此，如果感受到压力，就需要转换心情，放松自己，通过运动等方式尽早消除压力。尤其是为不孕问题而烦恼的各位，不要在意周围的意见，要保持乐观积极的生活态度。

重新审视自然疗法

恢复身体本来的能力

不仅仅要使用药物和先进的医疗方法来治疗，使用自然疗法也是很有效果的。

实现怀孕通过自然疗法

从医学方面讲，在治疗不孕症时，可以使用药物来改善荷尔蒙，也可以使用人工授精和体外受精等方法。这些近代技术都是以西方医学为基础并且有据可依，然而在生殖医疗这个领域，还有许多问题是不能仅仅用科学来解释的。因此，现在还不能对西方科学抱有100％的信心和期待。

这时，还需要采用自然疗法来治疗不孕不育。自然疗法也可以称为补充疗法、替代疗法，是和以往的疗法同时进行，以气功等东方医学和心理治疗为主的一种方法。对于那些心理压力较大的不孕不育患者来说，这种治疗法是很有效果的。

这些医疗方法可以不使用药物就提高怀孕能力，在医学方面受到了广泛关注，而且被世界各地积极推行。此外，自然疗法对于体质的改善具有明显效果，所以从预防不孕症的角度来说，自然疗法更受推崇。

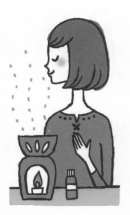

各式各样的自然疗法

(以东方医学为基础)

针灸治疗

中国的传统治疗方式，能有效改善月经不调和促进荷尔蒙分泌。

气功

利用生命能源的气，促进整体的身体健康。对于治疗慢性肠胃病、哮喘、失眠具有明显疗效。

指压

以穴位疗法为基础，按压、刺激位于体内穴位的疗法。有助于恢复荷尔蒙体系。

(运动疗法)

瑜伽

使身体和精神保持平衡，实现调和全身的目的，产生放松的状态，可以改善月经不调的症状。

太极拳

产生气息流动的运动疗法，可以增强体质，调节身体平衡，实现保持身体健康的目标。

亚历山大法

改善身体不平衡的状态，掌握正确的姿势，消除紧张状态，引导身心走向平衡。

(其他疗法)

阿育吠陀

印度的传统医学。在调整出适合受孕的季节和环境的同时，净化体质，提高受孕的能力。

反射疗法

通过脚底按摩进行刺激，诊断出内脏器官的不适症状，从而进行预防和治疗。可以改善月经不调，提高受孕能力。

营养疗法

接受精通生殖医疗的营养师的指导。具有抗老化、消除活性氧等疗效。

芳香疗法

古埃及治疗疾病所采用的治疗方法。通过皮肤、口、鼻吸收具有催情作用的香料，同时进行按摩，消除紧张情绪，促进血液循环，使荷尔蒙分泌恢复平衡，提高受孕能力。

替代疗法

少量投放可以引发相同疾病相同症状的物质，提高自身的治愈能力和受孕能力。

有效提高怀孕能力的穴位疗法

提高怀孕能力的其他疗法

东方医学中的穴位疗法对于治疗不孕不育症也很有效果。

消除不孕不育，用手指按压穴位，

在东方医学中，有些理论认为人体有 365 个穴位，有些理论则认为人体有 1000 多个穴位。通过指压的方式来刺激这些穴位，最终改善体质和缓解症状的治疗方法就是穴位疗法。这种治疗方法不需要做特别准备，在家里就能很轻松地进行，还可以两人一起进行。通过这种治疗方法，还可以增加夫妻间的交流。

想要有效地进行穴位治疗，就需要掌握正确的穴位位置。我们可以用下图所示的手指宽度为参考，通过手指试探的方式，找出僵硬或有压痛感穴位的位置。

手指的压力过强或过弱都是不行的。想要提高手指按压的功力，就需要注意每次按压的程度。按压每一个穴位时，需要保持按压状态 3 ～ 5 秒，然后反复进行 5 次。最好每天进行 1 ～ 3 次，这样才最有效。

手指宽度的计量

● 1 寸①
大拇指最宽部分的长度

● 1.5 寸
食指和中指并拢后，第一关节部分的宽度

● 2 寸
1.5 寸加上无名指第一关节的宽度

● 3 寸
2 寸加上小指第一关节的宽度

① 1寸约等于3厘米。

能够消除不孕的穴位

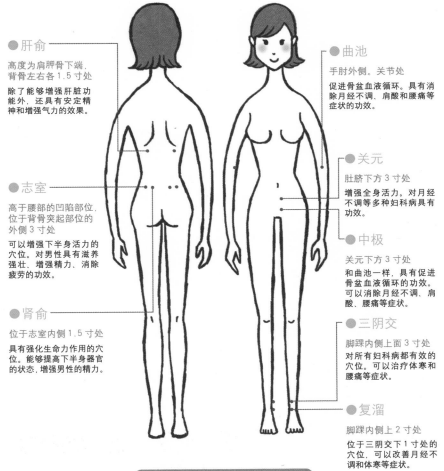

●肝俞

高度为肩胛骨下端，背骨左右各1.5寸处

除了能够增强肝脏功能外，还具有安定精神和增强气力的效果。

●志室

高于腰部的凹陷部位，位于背骨突起部位的外侧3寸处

可以增强下半身活力的穴位。对男性具有滋养强壮、增强精力、消除疲劳的功效。

●肾俞

位于志室内侧1.5寸处

具有强化生命力作用的穴位。能够提高下半身器官的状态，增强男性的精力。

●曲池

手肘外侧。关节处

促进骨盆血液循环。具有消除月经不调、肩酸和腰痛等症状的功效。

●关元

肚脐下方3寸处

增强全身活力。对月经不调等多种妇科病具有功效。

●中极

关元下方3寸处

和曲池一样，具有促进骨盆血液循环的功效。可以消除月经不调、肩酸、腰痛等症状。

●三阴交

脚踝内侧上面3寸处

对所有妇科病都有效的穴位。可以治疗体寒和腰痛等症状。

●复溜

脚踝内侧上2寸处

位于三阴交下1寸处的穴位，可以改善月经不调和体寒等症状。

使用身边的工具进行穴位疗法

- 平躺在高尔夫球或玉石上面，将身体的重量全部加在背部的穴位上。这时如果将腰部抬高的话，刺激会变得更强。
- 将10根牙签绑在一起，轻轻触碰穴位。还可以使用圆珠笔和发夹。
- 可以用吹风机去吹疼痛的部位。
- 使用热毛巾或暖炉从上至下热敷。
- 使用米粒或仁丹紧压，再涂抹膏药。

骨髓刺激法

通过按摩，提高怀孕能力

骨髓刺激法作为能够提高卵巢功能的按摩疗法而受到了广泛关注。

何谓骨髓刺激法

排卵时，为了让卵巢排出质量较高的卵子，卵细胞周围的血管会增强运动，产生新的血液。骨髓刺激法就是从提高卵巢功能方面入手，增加卵巢的血液供给，以实现排出高能力受精卵子为目的的方法。

血液和淋巴球、免疫细胞等物质都是在骨髓内被制造的。通过骨髓刺激法，可以对生产血液较旺盛的大腿骨进行刺激，增加血液供给，改善黄体功能。此外，它对保持各种脏器的功能和自律神经正常化也很有效，是一种不会产生副作用的全新治疗方法。

在医院接受专业人士实施的骨髓刺激法最为有效，但这也是一种可以在自己家里进行的简单方法。

实施后血液增加

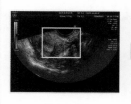

骨髓刺激法
实施前
所围住的红色部分是血液。

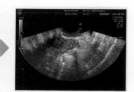

骨髓刺激法
实施后
可以看出子宫周围血流量明显增加

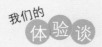

体质得到了改善

骨髓刺激法

M 女士（女性·34 岁）

一直都很担心药物产生副作用。由于服药后自己会出现湿疹和胃肠疾病，因此在服药方面有所限制，但如果不服药，又无法实现正常排卵。

这时我听了医生的建议："采用骨髓刺激法可以使自律神经正常化，或许能有所改善。"于是我接受了骨髓刺激法治疗，第一次的时候觉得很痛，到第二次后就开始习惯了。

最初的变化是手脚寒冷的情况得到了改善，长年困扰我的湿疹得到了治愈，排卵也变得正常。我现在还在坚持治疗，并期待有更好的结果。

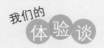

自然排卵实现怀孕

骨髓刺激法

S 女士（女性·35 岁）

即使使用了加倍的排卵诱发剂，但我在排卵方面仍然有困难。丈夫身上也有几项导致不孕的原因，虽然进行了四次显微授精，但都失败了，导致我们意志消沉。

在接受体外受精后的第 3 个月，我了解了骨髓刺激法，并很幸运地预约到了接受治疗的时间。听别人说有些痛，但接受治疗后，在第五次显微授精时，虽然我只使用了一半的排卵诱发剂，却能够采集更多的卵子，最终成功怀孕。正是骨髓刺激法才让我和一起努力的丈夫获得了幸福。

在医院接受治疗

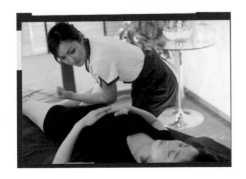

虽然有些人会在一开始觉得疼痛，但很快就会习惯。这种方法不仅能够治疗不孕，还具有促进血液流动，改善体质等多种效果。

■■ INFORMATION

骨髓刺激法是日本人进行了商标注册的新的整体按摩法。

开始之前

● 准备一个棒子（细长型）

● 不要让皮肤变得干燥，可以在腿的前侧和内侧涂上精油，或者穿一条较薄的裤子。

1 刺激从大腿根部到脚尖的部位

手握住棍棒的两端，坐在地上，两腿伸直。按照左图 1 ～ 6 箭头的指向，以 1cm 为间隔对腿骨进行压迫。

※ 要让骨头感受到压迫感，最好是能感受到轻微的疼痛。3 和 6 是将膝盖弯曲，压迫腿部外侧。

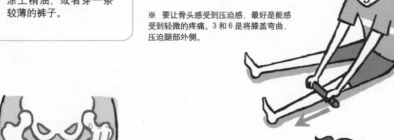

图

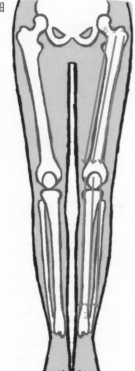

2 刺激大腿内侧

将膝盖弯曲，大腿外翻，沿着大腿内侧的骨骼，从膝盖内侧朝大腿根部进行向上压迫。

3 刺激大腿根部

一直向上，直到大腿根部。然后沿着大腿根部，由内侧向外侧进行强力按摩。

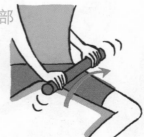

进行骨髓刺激法所能获得的可喜效果

一直困扰着我的经前综合征消除了。　　　　　　　　失眠症状改善了。

可以自己进行治疗，太让人吃惊了。

月经周期改善了。　　　　　感觉到慢性头痛减轻了。

白带的状态恢复正常了。

体质也完全治好了。

长高了，太吃惊了。　　长年苦恼的生理痛消除了。

腿也变细了。

排卵日更加明显了。

原本很短的高温期也
恢复正常，变长了。

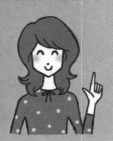

④ **处于仰卧状态，
实施呼吸法**

仰卧，双膝弯曲抬高，两手置于肚脐下方。
通过鼻子来呼吸，让肚子胀起来，在肚脐下
方储存空气，在缓慢吐气的同时，用双手压
住下腹部。

※ ❶~❹左右两边的脚都要进行按压。

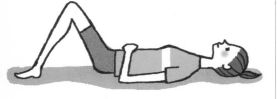

夫妻一同进行骨髓刺激法的情况

两人一组进行棍棒按压时，可以不用
棍棒而改用手来按压。力量大小以觉
得对方的骨头就像自己的骨头为宜，
不要强力按压，在这一过程中夫妻
相互交流。

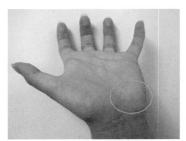

使用照片中有○的部分（手的根部、小指一侧的
部分）的骨头，来按压对方的骨骼。

怀孕体操练习

能够在自己家里简单进行

何谓怀孕体操

矫正骨盆，让子宫和卵巢都恢复到正常位置的体操练习。

怀孕体操是通过矫正骨盆，以使身体变得容易受孕为目的的体操练习。

这种体操练习可以促进血液循环，消除骨盆和脊椎之间的紧张，使卵巢和子宫回归到本来的场所；并以骨盆为中心固定好，实现骨盆、脊椎和头盖骨的调和，将内脏安置在正确位置；消除由脊椎产生的对神经根部的压迫，使荷尔蒙平衡恢复正常。

怀孕体操在进行体外受精时，更有效果。做怀孕体操能够恢复子宫和卵巢的正常功能，除了能使卵泡发育均衡化外，还能减轻手术时的疼痛。

但如果同时在使用排卵诱发剂，则需要咨询医生后才能进行。

STEP 1 促进血液循环，提高怀孕能力

用脚猜拳

早上

躺下，将双腿张开至骨盆的宽度。张开、闭合交织，坚持进行 30 秒。请一定要在躺着的状态下进行。

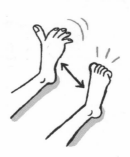

STEP 2 调整骨盆、脊椎的平衡

脊椎旋转体操

早上·睡觉前

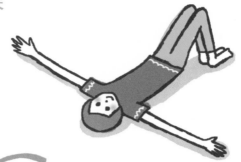

1 仰卧，膝盖抬高

仰卧，将双臂横向展开，膝盖抬高。
请在早上测量完基础体温后进行。

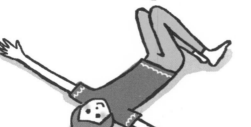

2 膝盖向左倒

膝盖向左倒，如果过于勉强会使
肌肉紧张，不要给膝盖带来负担，
自然一点进行。

3 向右倒

反复左右进行 10 ~ 20 次。将膝
盖重叠，骨盆和背骨拉伸，在背
骨呈 90 度的状态下旋转。

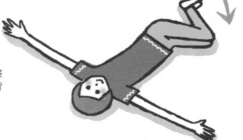

通过这些练习，可以消除全身紧张，恢复骨盆和脊椎的平衡，促进交感神经活动。但每次
练习时只能做 20 次。如果做多了，就毫无意义了。习惯后，只需要做 7 ~ 8 次就能消除紧
张感。

矫正骨盆，使内脏回到正确位置

怀孕体操

早上·睡觉前

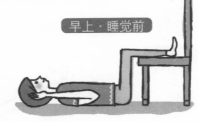

1 将腿放在椅子上休息

平躺，将腿放在椅子上，手盖住耳朵，休息1～2分钟。

※ 后续部分省略

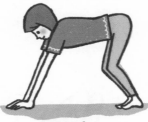

2 四肢撑地

双手双脚撑在地上，宽度和肩部宽度一致，使膝盖呈弯曲状态。

3 伸直膝盖，抬高腰部

保持重心，将膝盖伸直，抬高腰部。调节手脚位置，使骨关节呈90度。

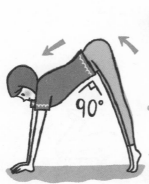

4 重心向前移动

缓慢垫脚，将重心向前移动。维持5秒后，让重心恢复，休息5秒。反复进行5次。

注意事项

● 不要给肩部和头部使力，要在颈部伸直的状态下进行。

● 保持下半身紧张，抬高腹部。

● 如果感到正下方或双腿之间有紧张感，就已经接近于冥想状态了。

作为一个循环，每次可反复进行2～5次。如果觉得很困难，也可以不弯曲膝盖。完成后，再进行5～10次脊椎旋转。

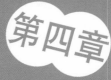
第四章

或许自己患
有不孕不育症

　　没能怀上小孩，可能是因为自己的身
体出了问题。如果能够得知造成自己不孕
不育的原因，就更容易实现怀孕。

如果怀疑自己患有不孕不育症的话

始终不能怀上小孩的人

采用了自然疗法却始终不能怀孕，或许各位就会开始怀疑自己是否患有不孕不育症。

起不孕不育的原因男女双方都存在引

所谓"不孕不育症"是指经过正常的夫妻生活两年后仍然没有怀孕的情况。这是根据"90%的夫妻都会在两年以内怀孕"这个数据而来的。

如果始终不能怀上小孩，一般是女性比较容易怀疑自己是否患有不孕症，但其实不孕的原因并不仅仅存在于女方，男方也同样存在导致不孕的因素。根据WHO（世界卫生组织）的调查，夫妻中因为男性的原因导致不孕的占24%，男女双方都有原因的同样也占24%。由此可知，夫妻中出现的不孕不育原因将近一半都来自男方。

因此，接受初诊时最好是夫妻双方一同前往医院，男方也要进行检查和治疗，这样才能顺利找出原因。不孕不育治疗是夫妻双方需要共同面对的问题，在治疗过程中还要注意多沟通，多交流。

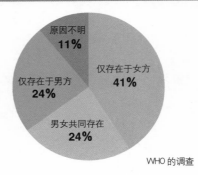

不孕不育原因的比例

原因不明 **11%**

仅存在于女方 **41%**

仅存在于男方 **24%**

男女共同存在 **24%**

WHO 的调查

『功能性不孕』原因不明的

近年来，不孕不育检查的结果表明，毫无异常却无法怀孕，即患有"功能性不孕"的患者越来越多。实际上，出现这种情况并不是没有原因，而是无法对原因进行"准确说明"，因为其中涉及了许多现代医疗还无法了解的领域。比如，在检查中很难判断出来的"卵子过大障碍（卵子无法被吸入伞端）"和"受精障碍（精子无法进入卵子）""着床障碍"等。即使被诊断出患有"功能性不孕"，也请不要放弃治疗。从治疗方法来说，仍然可以采用时机法或使用排卵诱发剂等和治疗普通不孕症一样的方法。

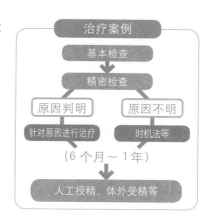

治疗案例

基本检查

精密检查

原因判明　原因不明

针对原因进行治疗　时机法等

（6 个月～ 1 年）

人工授精、体外受精等

掌握正确的知识

近年来，在网络、杂志和电视上都出现了许多治疗不孕症方面的信息，但其中有许多内容让我看了很不安。希望大家不要被媒体的报道所误导，要掌握正确的知识，这对以后的治疗是很有帮助的。

咨询一下医生吧！

网络信息只能作为一定的参考

在网上输入"不孕"这个词进行检索，会出现许多网站。但这当中既有正确的信息，也有虚假的信息。如果能够激发你想要向他们咨询的念头，就起到广告的效果了。因此，网上的信息只能作为参考，关于治疗方面的疑问，最好还是去咨询专业医生。

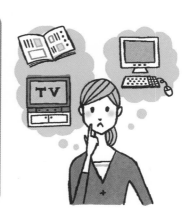

女性

是哪方面的原因

不孕原因女性主要的

障碍的原因
压力也是引起排卵

怀孕的三大难关是排卵、受精、着床。发生在这些受孕过程中的障碍可能会引发不孕症。

首先产生问题的是排卵。排卵是指卵子从卵巢中排出的现象。如果排卵功能出现了问题，卵子就不能完全发育，也就无法实现受精。出现无排卵的情况可能和压力过大有关，也有可能是因为胡乱减肥引起的荷尔蒙平衡紊乱。

为了了解是否能够正常排卵，需要填写基础体温表。

子宫着床障碍和
输卵管障碍

接下来会出现问题的是输卵管。输卵管是一根狭窄的管道，只能通过针头大小的物体。如果输卵管发生粘连而引起闭塞，卵子、精子以及受精卵都无法通过输卵管。如果下腹部曾经做过手术，也很容易发生输卵管粘

无法怀上小孩的原因有很多种，女性不孕的原因大部分是受孕过程中出现了问题。

Q
A

导致女性不孕的原因

中占大多数的是什么？

女性出现不孕的原因中占大多数的是输卵管障碍。同时还需要注意的是卵巢的状态，现在由于卵巢功能的问题导致不孕的情况也比较多。

随着卵巢和卵子逐渐老化，也会产生各种障碍。虽然现在为卵巢功能障碍而烦恼的女性越来越多，但治疗方法也在不断完善，希望大家能够更加积极乐观地面对。

连，需要多加注意。此外，性病中的衣原体感染也可能使输卵管出现粘连。

如果子宫出现问题，则会妨碍受精卵着床，也会造成不孕。在子宫着床障碍中，主要是子宫肌瘤等子宫内膜问题以及子宫畸形等问题。

还需要注意子宫内膜异位症。最近子宫内膜异位症在 20 岁左右的女性中出现了高发的趋势，这是一种子宫内膜离开子宫内并移动到其他地方的疾病。它和受精障碍、输卵管粘连一样，也是引起不孕的重要原因。

主要的不孕原因

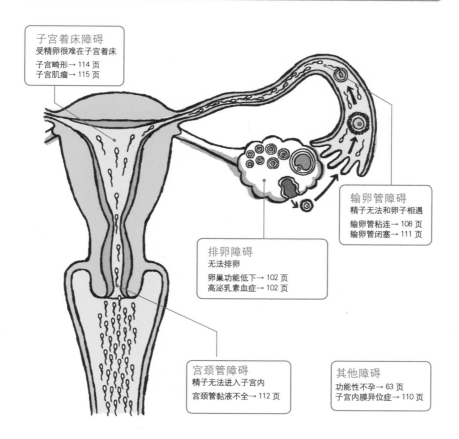

子宫着床障碍
受精卵很难在子宫着床
子宫畸形→ 114 页
子宫肌瘤→ 115 页

输卵管障碍
精子无法和卵子相遇
输卵管粘连→ 108 页
输卵管闭塞→ 111 页

排卵障碍
无法排卵
卵巢功能低下→ 102 页
高泌乳素血症→ 102 页

宫颈管障碍
精子无法进入子宫内
宫颈管黏液不全→ 112 页

其他障碍
功能性不孕→ 63 页
子宫内膜异位症→ 110 页

女性

是哪方面的原因

上小孩的症状是否存在很难怀

目前，因为不孕症和习惯性流产的原因，怀孕后流产的人越来越多。

流产两次以上的人需要特别注意。

有两次流产经历的人必须注意

只有过一次流产经历就不必担心了，但如果出现过两次，甚至三次流产，或许就存在很难再孕育小孩的情况。

所谓"不孕症"是指即使受孕，却反复出现流产、早产以及死产的情况，而所谓的"习惯性流产"是指反复出现了三次以上流产的情况。

出现了不孕症和习惯性流产的倾向，就很难再怀孕了。因此，如果反复流产两次，就需要向医生咨询。

流产的原因——不孕症、习惯性

关于不孕症、习惯性流产这方面还存在许多未解之谜，所以就有许多情况被判定为"原因不明"。虽然如此，但也不必担心。因为仍有许多治疗方法。（参照 118 页）

小知识

能够降低流产风险的 CGH

现行的着床前诊断无法完全了解染色体的编码。

但可以使用 CGH（比较基因组杂交技术）这种新的手法，将胚胎所有的遗传编码进行解析，由此降低流产和多胎、染色体异常所产生的出生变异风险。

●先天性的子宫畸形

子宫畸形可以说是一种天生的、容易形成习惯性流产的体质。

子宫的形态可以通过习惯性流产检查、内诊、超声波检查来发现。

●染色体异常

继承了夫妻任何一方异常染色体的胎儿都无法在子宫内持续发育。

现代医学虽然还不能治疗染色体异常，但并不意味着就不能成功怀孕。

●子宫颈管无力症

由于子宫颈管过于松弛，当胎儿长大时无法对其进行支撑而造成流产的症状。

原因是先天性的子宫口松弛造成的。

除此之外，还有可能是在之前怀孕时出现了中断，造成了宫颈管损伤。

●卵巢的黄体功能不全

给排卵和着床带来影响的黄体荷尔蒙分泌量减少，容易造成流产的症状。

黄体功能不全的人，需要仔细记录基础体温表。

●人类白细胞抗原（HLA）不适合

所谓 HLA，是对白细胞的分类。根据血型，白细胞被分为了许多种类，如果夫妇的 HLA 相似，就有可能出现流产，因为抗原相似的胎儿会被母体视为异物。

此外，还有在近年备受关注的自身免疫疾病。自身免疫的抗体指数较高，流产的危险性也会变高。

习惯性流产的检查

染色体检查	采集夫妻的血液，确认染色体是否存在异常
子宫阴道形态检查	查看子宫颈管和子宫内膜是否存在异常。常常和子宫输卵管形状检查、超声波检查、子宫镜检查、MRI 检查等一同进行
内分泌检查	采集女方血液，查看甲状腺功能、黄体功能等
免疫学检查	采集女方血液，查看自身抗体和 HLA 状态

女性

是哪方面的原因

可能不孕 生第二胎也有

明明已经生了一个小孩，但始终无法怀上第二胎……这样的患者可能是患上了第二胎不孕。您有这方面的经历吗？

什么是第二胎不孕

已经有小孩的夫妇却始终无法怀上第二个孩子，这种情况被称为"第二胎不孕"。有些人认为，人的怀孕能力是不会发生变化的，其实这是错误的说法。

造成第二胎不孕的原因中，最常见的是"年龄"因素。怀孕能力会随着年龄的增长而减弱，女性的怀孕能力降低发生得比男性更快，更早。此外，女性的身体每天也在发生着变化。可能在生第一个孩子时，身体出现了一些障碍，比如说小孩出生后，体内的荷尔蒙平衡被破坏，导致无法怀上第二胎。

体重增加、坐立时间过长等生活方式的问题，以及甲状腺疾病和糖尿病等也有可能造成第二胎不孕。如果你自己或对方正在进行药物治疗，仍然有可能是造成不孕的因素。

Q 第二胎不孕的原因是前一次的生育引起吗？

A 前一次的生育有可能成为第二胎不孕的原因。如果出现过以下情况就需要注意了。

在第一次生育时，

①出血 700 ml 以上；

②花了 20 分钟以上时间进行胎盘剥离；

③分娩后，母亲出现发热症状。

这些都很容易造成第二胎不孕。

不孕症？实际上就是

在出现第二胎不孕时，夫妻接受的是一般的不孕检查。但由于曾经有过怀孕经历，所以可以认为并不存在子宫畸形和染色体异常等先天性问题。

如果进行详细检查，就会发现虽然平安生出了第一个孩子，但实际上男女双方都有可能存在导致不孕的因素。像这样幸运地怀上并成功生育了第一个孩子的情况，很难被怀疑是患上了"不孕症"。

"发现较迟就等于治疗延迟"，而且随着年龄的增长，治疗也会变得更加困难，所以如果觉得不放心，请尽早接受治疗。

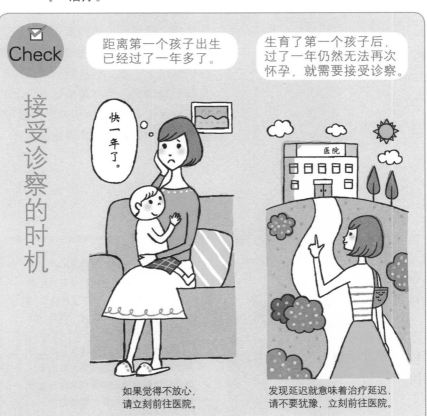

☑ Check

接受诊察的时机

距离第一个孩子出生已经过了一年多了。

生育了第一个孩子后，过了一年仍然无法再次怀孕，就需要接受诊察。

快一年了。

医院

如果觉得不放心，请立刻前往医院。

发现延迟就意味着治疗延迟，请不要犹豫，立刻前往医院。

男性

是哪方面的原因

男性主要的不育原因

不孕症并不是女性单方具有的，男方也有可能存在一些导致不育的因素。

并且，男性的不育因素多种多样，不可一概而论。

多种多样
男性的不育因素

被不孕问题所困扰的夫妇中，或许一大半都认为"不孕的原因主要来自于女方"。但是，根据 WHO（世界卫生组织）的调查（参照 62 页），不孕的原因有一半都和男性有关。

导致男性不育的因素中，精子形成障碍、精子通路障碍以及性功能障碍是主要原因，其中最常见的是精子形成障碍。

精子形成障碍
最常见的原因是

男性的不育原因中，"精子形成障碍"是最常见的因素，大约占了九成。这是由于精子在睾丸内的生产过程出现了问题，导致精子数量少或无精子等情况。虽然造成这些情况的根本原因还不清楚，但精索静脉瘤（参照 123 页）被认为是主要原因之一。

Q & A

男性不育很难治疗？

近年来，男性不育成了一个越来越严重的问题。导致男性不育的原因有很多，目前为止，也还没有确立"精子形成障碍"的治疗方法，因而治疗男性不育有一定困难。

现代医学中，由于精子的产生过程非常复杂，许多原因仍在探索中，因此只能依靠中药和食疗来进行治疗。但也请各位不要放弃，坚持治疗。

性功能障碍是心理问题

在精子状态出现问题之前，有许多人出现了夫妻性生活不和谐的情况。被不孕所困扰的夫妇中，约有近三成夫妇正为勃起障碍和无性生活等问题烦恼。

造成这些问题的大部分原因都来自于压力。并且从最近的情况来看，因为接受不孕治疗而出现了性功能障碍并发症的病例也越来越多。希望各位能放松，带着轻松的心情接受治疗。

精子的通路障碍是指精子想要从睾丸中出来，却无法被排出，从而出现了堵塞的情况。

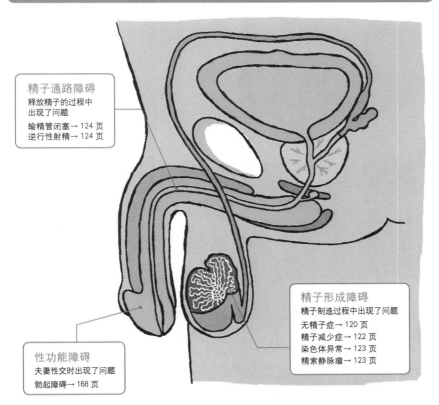

男性不育的主要原因

精子通路障碍
释放精子的过程中出现了问题
输精管闭塞→ 124 页
逆行性射精→ 124 页

精子形成障碍
精子制造过程中出现了问题
无精子症→ 120 页
精子减少症→ 122 页
染色体异常→ 123 页
精索静脉瘤→ 123 页

性功能障碍
夫妻性交时出现了问题
勃起障碍→ 168 页

精子形成障碍分为精子自身出现异常和精液量出现问题两种。精子自身异常中又存在无精子症、精子减少症、精子死亡症、精子无力症、畸形精子症等多种情况。

"无精子症"是指精液中没有精子。当然，如果精液中存在精子，但数量低于正常情况的三分之一，则被称为"精子减少症"。精子减少症有可能和精子无力症、畸形精子症（畸形精子占六成的情况）并存，需要特别注意。

此外，即使精子数量维持在正常水平，但运动能力有限，导致无法实现受精，单纯只是保持精子状态的情况被称为"精子死亡症"。另外，虽然不是死亡症，但运动能力低下的精子占了七成，这种情况被称为"精子无力症"。

精子异常的种类

精子死亡症
精子数量虽然达到平均数以上，但运动能力低，无法受精。

精子减少症
每1ml精液中，平均要有6000万个精子，如果数量在2000万个以下就是患有精子减少症。

畸形精子症
存在精子有两个头部等情况的畸形精子占整体的六成以上。

精子无力症
还没有到死亡症的程度，但运动能力极低的精子占到七成以上的情况。

无精子症
在检查的精液中没有精子的情况。

原因是?

染色体异常
被称为莱恩弗尔特综合征。男性的性染色体中X染色体多了一条以及由于染色体异常而产生的一系列症状。

隐睾症
睾丸无法进入阴囊中的状态。多是由于先天性异常造成的，如果不能治愈，可能会演变为癌症。

精索静脉瘤
睾丸内有肿瘤，从而使睾丸周边的血液循环变得不通畅的症状。如果出现这种症状，睾丸会变得温暖，精子的形成能力会降低。

精子通路障碍是输精管的问题

一般情况下，在睾丸内制造的精子会通过输精管、射精管和尿道，最终被男性的性器官释放出来。如果出现了无法释放精子的情况，就是患有"精子通路障碍"。造成这种情况有多种原因，而主要原因可能是逆行性射精、脱阳手术后留下的后遗症、附睾炎、精囊炎以及先天性输精管异常，这些都可以看做是输精管出现了问题。

通路障碍的种类

先天性输精管异常

出生时就没有输精管的状态，出现这种症状时，无法输送精子。

逆行性射精

射精时，精子由于出现异常而流向膀胱，导致射精量减少的症状。

脱阳手术的后遗症

年幼时接受过脱阳手术，导致还未发育的输精管被绑住的现象。

附睾炎、精囊炎

结核病、衣原体感染等由性病引起的、常被称为输精管堵塞和精囊异常的症状。

精子出现问题的原因是？

现代医学诊断中将精子形成障碍的约六成情况判断为"原因不明"，也将其称为"特发性造精功能障碍"。而其中多是由于环境和荷尔蒙等"现代病"的原因引起的。遗憾的是，由于无法判断其原因，就无法找出准确的治疗方法。因此，只能服用中药和维生素等药物，不过首先改善一下日常生活方式是最好的办法。

日常生活中，吸烟和压力是对造精功能产生阻碍的最主要原因。或许有的人无法戒烟，但请不要给你的伴侣带来不好的影响，尽可能努力减少每一天的吸烟量。

子宫内膜刮宫术
和不孕症

怀孕中途中断和流产手术中采用的"子宫内膜刮宫术"也
和不孕症存在联系。

"子宫内膜刮宫术"已经成为了女性不孕原因中的新问题。
这种方法是在怀孕中途中断、流产和治疗子宫内膜息肉时，使用
被称为刮勺的勺子状的器具来刮子宫内膜。过度的刮宫会对子宫
内膜造成损伤，从而阻碍受精卵的着床。

为什么要给子宫内膜带来这样的伤害呢？这是因为妇科医生
一般不采取手术的方式来去除子宫内的残留物质，而是通过进行
适当的刮宫取得这种效果。但由于每次刮宫后，患者都会继续出
血，所以这种方法也逐渐失去了患者的信赖。

之所以将其当做不孕的原因，是因为过度刮宫会使子宫内膜
变薄。子宫内膜是由上皮、间质、腺体和血管等物质构成的，使
用刮勺刮宫，会使整体细胞减少，造成子宫内膜功能低下，而子
宫内膜一旦受损就很难恢复。

现在，已经有了一种能够不伤到子宫内膜的"吸引法"治疗，
可以向医生咨询。

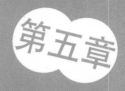

第五章

去医院吧！

　　如果觉得自己"可能患有不孕不育症"，
不要犹豫，立刻去医院吧。

　　在这一章大家将会大致浏览一遍在医院
接受初诊和检查的流程。

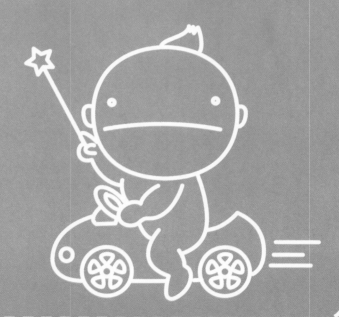

让医生告诉你选择医院的要点

请告诉我一些真正的好医院

让医生告诉你选择好医院的要点吧。
虽然医院的外观和地理位置很重要，但内在呢？

前往方便的医院

首先找一家离自己比较近的医院吧。因为治疗不孕症需要花费一些时间，每个月大概要前往医院四至六次，如果自己家附近或上班路上有医院，那就很方便了。

大家会比较在意医院的规模，其实这是毫无关系的，重要的是看这家医院在治疗方面的热情程度。即使这家医院很有名，但是医生不能进行详细说明，不能提出忠告，也就不会在治疗上倾注多少热情。另外，通过熟人的介绍也是寻找医院的一种好方法。

医生来告诉你选择医院的诀窍

单凭外观和地理位置很难判断这是否是一家好医院。那么就请参照下页讲述的要点选择医院吧。

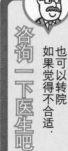

咨询一下医生吧！

如果觉得不合适，也可以转院

随着治疗的进一步深入，一开始被认为很不错的医院也会出现不适合自己的情况。这时，可以毫不犹豫地转院。不同医院治疗方针也大不一样，有些人在一家医院多次尝试后仍然没有效果，但转院后就立刻怀孕了。所以，希望大家不要放弃，坚持接受治疗。

医生告诉你选择医院的要点

☑ Check 1

最好找有丰富经验的医生的医院

进行不孕治疗是一件极其精细的事情。作为医生，必须能够感受到患者内心的细微变化，因此需要富有经验。从这点考虑，最好选择有丰富经验医生的医院。

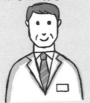

☑ Check 2

每月处理体外受精的次数在 25 次以上

人工授精和体外受精能够维持较高的怀孕率，如果医院具备的体外受精设备，能够每月处理 25 次以上体外受精，患者就可以更放心一些。

☑ Check 3

有两名以上进行人工授精的医师

至少要有两名以上专门处理配子、受精卵和精子的"人工授精医师"。因为生殖医疗有很高的技术要求，所以要选择有值得信赖的技术人员的医院。

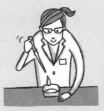

☑ Check 4

医院有安静、清洁的环境

卵子的培养和显微授精需要在安静、清洁的场所中进行。尽可能不要选择老式大楼和位于高速路附近或地铁上方的大楼。

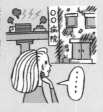

☑ Check 5

每天都有不孕外科

有些时候排卵日会在周末到来。从排卵日方面考虑，最好选择每天都能进行诊察的医院。

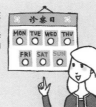

☑ Check 6

每次都让同一位护士照顾

如果护士每次都会发生改变，相互的交流也会变得困难。最好选一些有着热情周到的护士以及良好环境的医院。

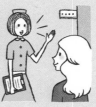

初次接受诊断时

尽早接受诊疗是实现怀孕的关键

找出导致不孕的原因，进行早期治疗是实现怀孕的关键。

因此，首先要前往医院。

第一步迈出得越早越好

在排卵日左右的时间进行了没有避孕的性爱，持续了半年却一直没有怀孕，这样的情况就需要前往医院接受诊察。但这仅仅局限于记录了基础体温表，却无法在一定程度上预测排卵日的情况。如果自己在排卵日进行性爱，但过了一年还没怀孕，那时再前往医院接受诊察。

不孕不育治疗是一场和年龄开展的战斗，治疗有时会耗费两三年，甚至更长的时间。所以，第一步迈出得越早，就越容易获得好的结果。

要准备的事项去医院之前，需

首先要打电话预约初诊的时间，尽可能安排在月经期。内诊大多在初诊的时候进行，但仍需要顾及到患者的心情。也有些医院在初诊时不会进行内诊，需要事先询问费用问题，还要确认检查项目是否适用于医疗保险。

Q&A 于哪种治疗范围？健康保险可以适用

遗憾的是，并不是所有治疗都可以使用健康保险。保险诊察虽然存在制约，但如果每月只进行两三次检查，仍然可以获得许可。

此外，人工授精、体外受精所花费的费用多为自费，是否可以使用保险要根据医院来决定，请事前进行确认。

在初诊时，医生会询问之前的身体状况和病历等情况，进行"问诊"。很多时候会填写一些特定的表格，上面包括月经周期和过去的病历等项目。

尽可能夫妻双方一起接受诊察

由于不孕不育的原因并不仅仅存在于女方，所以最好夫妻一同去接受诊察。虽然如此，目前最先去接受诊察的仍是女性居多。即使不是治疗不孕不育症的专科医院也没关系，首先选一家可以安心接受检查的医院吧。

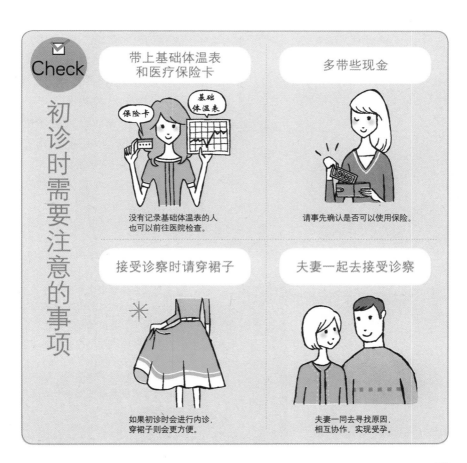

Check

初诊时需要注意的事项

带上基础体温表和医疗保险卡
没有记录基础体温表的人也可以前往医院检查。

多带些现金
请事先确认是否可以使用保险。

接受诊察时请穿裙子
如果初诊时会进行内诊，穿裙子则会更方便。

夫妻一起去接受诊察
夫妻一同去寻找原因，相互协作，实现受孕。

检查和治疗的流程

事前需要知道的不孕不育治疗的基本内容

接受了检查，了解了不孕不育的原因，

就可以有针对性地进行治疗了。

要花两三个月
了解原因大概需

细致检查和
基本检查

初诊结束后，还需要依照初诊时的检查，以寻找出不孕不育原因为目的，再次进行其他各项检查。第一阶段的检查大概需要耗费两三个月时间完成，而在这之前，可以从一定程度上判断出不孕不育的原因。女性最好结合月经周期进行检查。

首先进行内诊、基础体温和精液检查等"基本检查"，找出不孕不育的原因。基本检查是可以推断出大致不孕不育原因的重要检查，根据基本检查的结果，决定以后的治疗方针。基本检查时如果发现异常，就需要进行细致检查，寻找出更详细的原因。

资询一下医生吧！
率的治疗
无法得知成功

接受治疗的患者常会问这样一个问题："治疗的成功率是多少？"这是一个非常难回答的问题。成功率是由夫妇双方的各种重要因素决定的，是不可量化统计的。虽然不能得知成功率，但能够取得让夫妻满意的效果不是更为重要吗？

通过检查的结果,找出存在于男女其中一方(或者双方)的不孕不育原因,就可以进行治疗了。

只进行一次检查不可能得出正确的诊断结果。所以,尽量选择一些信誉好的医院进行第二次,甚至第三次检查。

如果进行了一系列的检查,仍然没能找出原因,则可以开始实施时机法等普通的不孕不育治疗方法。如果仍不能怀孕,可以进行人工授精。通过人工授精还不能怀孕,就可以进行体外受精。

上面这种治疗方针被称为"分阶段治疗",是各个医疗机构几乎都采用的治疗方法。

在进行高难度不孕不育治疗的过程中

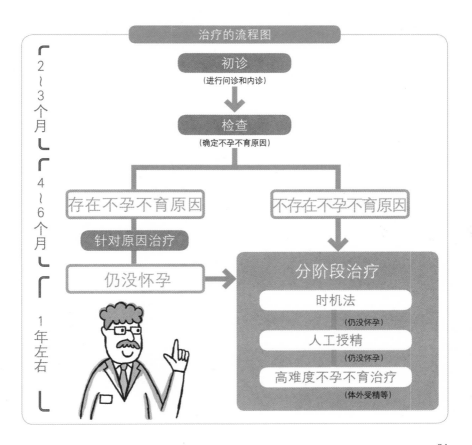

治疗的流程图

2~3个月

初诊
(进行问诊和内诊)

↓

检查
(确定不孕不育原因)

4~6个月

存在不孕不育原因

不存在不孕不育原因

针对原因治疗

仍没怀孕 →

分阶段治疗

时机法
(仍没怀孕)

人工授精
(仍没怀孕)

1年左右

高难度不孕不育治疗
(体外受精等)

81

女性

不孕检查的流程

女性接受初诊的流程

在初诊时，一般会进行问诊和内诊。

在问诊时，需要回答关于健康状态的各种问题。

首先需要填写包括各种疑问事项的问诊表，医生会根据填写情况，对患者进行提问。问诊时，需要回答初潮年龄、最近的月经开始日和周期，是否有治疗不孕的经验等各项问题。

其中，询问既往是否有相关病症和是否进行过手术这方面的问题时，需要填写年龄和患病名称，所以最好在事前做好准备。

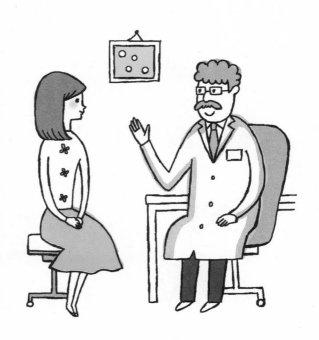

② 血液检查和尿液检查

　　血液检查和尿液检查是所有医院在初诊时几乎都会进行的项目。检查时，会对采集的血液和尿液中的荷尔蒙进行测定。

　　血液检查时，除了会在初诊时测定荷尔蒙的量以外，还会查看白细胞状态，是否患有肝炎、贫血等疾病。此外，有些初诊还会检查白带的状态。

③ 内诊

　　进行内诊时，会查看阴道、子宫、白带的状态和卵巢的状态。或许有些人对内诊带有抵触情绪，但希望各位能放松心情，积极配合医生检查。有些时候还会使用超声波检查腹腔内的状态。

　　在内诊时，需要查看子宫的发育状态和是否患有子宫肌瘤等情况，调查是否存在不利于怀孕和生育的因素。

问诊表的样例（女性）

问诊表

姓名　　　　　　出生年月
丈夫姓名　　　　出生年月
结婚：　年　月　日

○请填写前来我院的理由。
○怀孕经历：请填写生育、流产、堕胎等情况。
○手术经历：请填写过去接受过的手术。
○过往经历：请填写过去是否患过重大疾病，是否存在过敏。

○避孕期间：（　　）年左右
○是否患过湿疹：有／无
○关于你的月经
1. 第一次来月经是几岁？（　　）岁
2. 平时月经是否正常？（是　否）
3. 月经大概会持续多少天？（　　天）
4. 是否存在痛经（是　否）
5. 最近一次月经是什么时候？
（　年）（　月）（　日）至（　日）之间
○是否有不孕治疗的经验？有／无

女性

不孕检查的流程

女性的不孕检查

那么，接下来就介绍一下为寻找不孕原因而进行的检查。

如果记录了基础体温表，请务必一同带上。

首先要进行检查

为了实现怀孕，

进行检查

最好结合月经周期

初诊后的检查一般是"调查不孕原因的检查"和"调查排卵期的检查"一同进行。

在接受了以超声波、基础体温、荷尔蒙检查等为基础的一系列检查之后，如果出现了异常情况，就需要进行腹腔镜检查等精密检查。

不孕检查最好和月经周期相结合，通常情况下，不孕检查需要花 2 ~ 3 个月的时间。

在检查期间，要注意不要中途打乱检查计划。因为每个月只会有一次月经，所以如果错过了一次检查，就需要再等待 1 个月了。

Q A

什么时候去医院比较好？

基本上，任何时候去医院检查都可以，但月经结束后会迎来低温期，结合月经周期制定检查计划会比较容易，而且之后的检查也会进展得很顺畅。

但根据医院不同，所进行的检查也有所不同，需要事前确认。

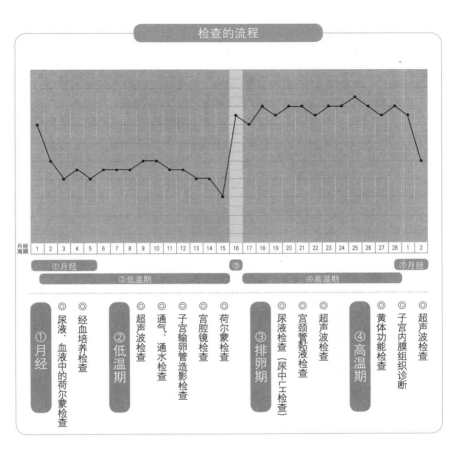

检查的流程

| 月经周期 | 1 | 2 | 3 | 4 | 5 | 6 | 7 | 8 | 9 | 10 | 11 | 12 | 13 | 14 | 15 | 16 | 17 | 18 | 19 | 20 | 21 | 22 | 23 | 24 | 25 | 26 | 27 | 28 | 1 | 2 |

①月经

③

①月经

②低温期

④高温期

①月经
◎ 尿液、血液中的荷尔蒙检查
◎ 经血培养检查

②低温期
◎ 超声波检查
◎ 通气、通水检查
◎ 子宫输卵管造影检查
◎ 宫腔镜检查
◎ 荷尔蒙检查

③排卵期
◎ 尿液检查（尿中LH检查）
◎ 宫颈管黏液检查
◎ 超声波检查

④高温期
◎ 黄体功能检查
◎ 子宫内膜组织诊断
◎ 超声波检查

◎ 基础体温

基本检查

通过这项检查可以了解
● 荷尔蒙的规律
● 黄体功能不全
● 月经周期和是否有排卵

　　在不孕症的治疗中，基础体温表是必不可少的。因为我们可以通过基础体温表得知月经周期、是否进行排卵、排卵的时间等非常重要的荷尔蒙规律的信息。

　　自己记录了基础体温表的，在进行检查前请务必将其带上，这样就能很容易地确定以后的检查计划。

通过这项检查可以了解

● 造成排卵障碍的原因
● 多囊卵巢综合征
● 高泌乳素血症
● 荷尔蒙的数值

荷尔蒙检查一般采取血液检查的方法，也有采取尿液检查的情况。其特征是需要调查低温期、排卵期、高温期等所有时期的荷尔蒙变动情况。

从荷尔蒙的分泌状态可以了解是否患有高泌乳素血症和多囊卵巢综合征，是否存在黄体功能不全等情况。除此之外，还可以详细了解出现排卵障碍的原因。

● 低温期进行的检查

低温期（卵泡期）的检查一般在月经周期的第2～7天进行。

卵泡刺激素（FSH）、黄体生成素（LH）都是由脑下垂体分泌的性腺刺激荷尔蒙，如果它们的值过低，脑部传达给卵巢的命令就无法正常执行，会被诊断为"中枢性排卵障碍"。相反，如果值过高，卵巢就会出现问题，引起"卵巢性排卵障碍"。此外，测定的LH值如果高于FSH值，则有可能出现多囊胞性卵巢。

● 高温期进行的检查

高温期（黄体期）时，应对卵巢分泌的孕甾酮和雌性激素进行检查。如果这些荷尔蒙数值较低，则可以判断为黄体功能不全。

荷尔蒙检查的种类		
低温期（卵泡期）	卵泡刺激素（FSH）	促使卵泡成长，维持卵巢工作
	黄体生成素（LH）	比FSH值高，可能会出现排卵障碍
	催乳激素（乳腺刺激荷尔蒙）	在怀孕、生产之外的时候，这个数值过高，则可能患上了高泌乳素血症
高温期（黄体期）	雄性激素（男性荷尔蒙）	如果值过高，则可能患有多囊胞性卵巢
	孕甾酮（黄体荷尔蒙）	如果分泌量过少，可以诊断为黄体功能不全，会对子宫着床造成障碍
其他	雌二醇（卵泡荷尔蒙）	会使子宫内膜增殖，使颈管黏液分泌增加，属于雌性激素的一种

◎ 超声波检查

通过这项检查可以了解

● 是否有子宫肌瘤、卵巢囊肿等疾病

● 卵细胞的大小

● 子宫内膜的厚度

在腹部上放置被称为探测器的超声波发射器，可以查看卵巢和子宫的状态。除此之外还有将细长的管型发射器插入阴道内的检查方法。这是一种无痛，而且给身体带来较少负担的安全检查方法。

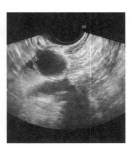

超声波检查一般在初诊时进行，进行到第二次后，可以对卵泡直径和子宫内膜的厚度进行测量。

超声波检查可以查出是否患有子宫肌瘤、卵巢囊肿、多囊胞性卵巢等多种疾病。此外，还可以查看卵巢中卵泡的发育状态，预测排卵日期。还可以通过查看子宫内膜厚度，判断是否会出现着床障碍。

◎ 造影检查 子宫输卵管

通过这项检查可以了解

● 是否存在输卵管闭塞

● 输卵管的粘连

● 子宫的形状（大小和是否畸形）

将被称为"导管"的细长管子塞入阴道，注入造影剂（碘）进行X光照射。流入子宫和输卵管内的造影剂会在屏幕上呈白色。

子宫输卵管造影检查是查看输卵管是否畅通的检查。如果输卵管过窄且变得堵塞，造影剂就无法在X光机上显现出来。这是一种查看子宫形态是否异常和输卵管是否存在流通障碍的必要检查。

注入的造影剂在检查结束后会流入体内被吸收。如果存在过敏现象，请事前告知医生。

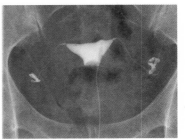

这是正常的子宫和输卵管的情况。左右延展的输卵管会很明显地显现出来。

◎ 通气、通水检查

通过这项检查可以了解

● 输卵管的通过性

在子宫内注入碳酸气体和水，查看其压力变化，确认输卵管的状态。

如果输卵管十分畅通，碳酸气体和水就会流入阴道内。因此，压力不能加得过大。如果输卵管不畅通，就可以提高压力，了解详细的闭塞状态。

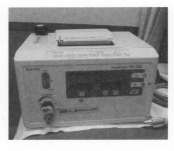

如果输卵管不畅通，可以了解详细的闭塞状态。

◎ 宫颈管黏液检查

通过这项检查可以了解

● 预测排卵日
● 宫颈管黏液的分泌量

排卵前，采集宫颈管黏液，查看宫颈管黏液的量和颜色，干燥后再放入显微镜下观察。排卵前的宫颈管黏液中可以看到漂亮的像羊齿叶的结晶，排卵后则无法看到结晶。

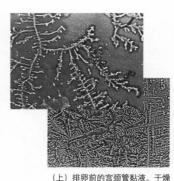

（上）排卵前的宫颈管黏液。干燥后会看到像羊齿一样的结晶。
（下）排卵后的宫颈管黏液。看不到羊齿叶一样的结晶。

精密检查

◎ 腹腔镜检查

在腹部开几个小孔，将腹腔镜塞从小孔塞入，检查输卵管和卵巢的情况。可以有效检查出输卵管闭塞、粘连以及功能性不孕等情况。如果发现有粘连和子宫内膜异位症等异常状况，还能当场对病患部位进行治疗。

会进行精密检查的情况

● 子宫内膜异位症
● 怀疑输卵管、卵巢出现粘连、闭塞
● 被诊断为功能性不孕
● 接受不孕检查一年以上仍然没有怀孕

88

◎ 子宫镜检查

将内窥镜通过阴道塞入子宫，观察子宫和阴道内部的状态。

子宫镜检查可以查看是否患有子宫肌瘤、息肉、子宫畸形，有无炎症等情况。如果有小块息肉，还可以当场对患部进行治疗。

◎ 卵管造影检查 选择性的子宫输

选择性的子宫输卵管造影检查是将纤细的线或管子（细管）插入，直接向输卵管内注入造影剂，查看输卵管状态。

通过这项检查，可以确定输卵管的闭塞点，还能当场对患部进行治疗。

在进行检查和治疗后，怀孕率会显著提高。

◎ 抗精子抗体检查

进行了各项检查没有发现问题，却无法自然怀孕，建议再进行抗精子抗体检查。"抗精子抗体"是指会对精子的运动能力和受精能力产生阻碍的物质。

检查方法是将女性血液中的血细胞分离，对血清进行观察。抗体量较多时，人工授精的怀孕率就会降低，建议尽早进行体外受精。

抗精子抗体的影响

女性的抗精子抗体
- 对精子进入子宫内造成阻碍
- 对精子的运动能力造成阻碍
- 对精子的受精能力造成阻碍

男性的抗精子抗体
（参照 95 页）
- 造成精子的运动能力低下
- 造成精子的受精能力低下

小知识

性交后试验效果不显著？

性交后试验是指在性交后四小时之内前来医院，查看宫颈管黏液中的精子的检查。但由于检查前已经过去了很长时间，精子可能全部进入了子宫，出现宫颈管黏液中没有精子情况的可能性较高。近年来，在治疗不孕症的专业医生中，对其效果产生怀疑的声音越来越高。

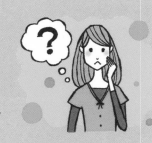

男性

不育检查的流程

男性接受初诊的流程

男性也和女性一样，需要进行问诊和诊察。其中对性器官情况进行的触诊和视诊更是必不可少的。

男性通常在泌尿科接受诊察。在问诊时，会被问及现在的健康状况、以往患有的病症、性欲和勃起状态以及性爱的频率等相当隐私的问题。但这些都是治疗时必须要了解的项目，请各位如实回答。

● 初诊也可以在妇科进行

初诊检查即使不是在泌尿科进行也没关系。检查结果中如果发现异常，则需要前往泌尿科和不孕症治疗专业医师处就诊。

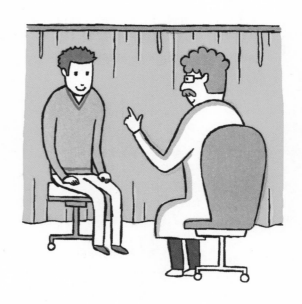

② 触诊、视诊

　　男性在初诊时，最重要的是接受触诊和视诊，即医生直接检查性器官的状态。

　　触诊和视诊时，需要观察睾丸的发育状态，查看其大小、硬度、位置以及表面状态，得到一定程度的了解。此外，还会对前列腺、精囊的大小和形状，性器官是否畸形等进行调查。

③ 其他的检查

　　除此之外，还会对身体情况进行视诊，会观察体毛的状态和乳房是否女性化，还会进行血液检查，查看血液中的荷尔蒙值，以此判定男性荷尔蒙值是否过低或催乳激素是否过高。对于男性来说，最重要的是精液检查，但未必会在初诊时进行。

问诊表的样例（男性）

男性不育外科问诊表

姓名（　）年龄（　）岁
身高（　cm）体重（　kg）出生地（　）

○你出生时
　　父亲的年龄（　岁）
　　母亲的年龄（　岁）
○包括你在内的兄弟姐妹（计　人）
　　你是第几位（　位）
　　是否有死产的兄弟（没有　有　不清楚）
　　兄弟结婚了但没有小孩（没有　有）
○是否有家族遗传病（有　无）
○过往经历：过去所患的最大疾病等
○最近3个月的健康状态

○是否吸烟?
　　（不吸　吸）（1天　支）
○结婚的年龄（　岁）
　　婚龄（　年　个月）
　　避孕期间（　年　个月）
○小孩（有　没有）
○之前是否进行过精液检查（有　没有）
○夫妻性爱是否有问题（有　没有）
　　夫妻每月的性生活（　）次
　　能勃起吗?
　　（勃起、很难勃起、完全无法勃起）
　　射精吗?
　　（射精、很难射精、完全不射精）

男性

不育检查的流程

男性的不育检查

男性不育检查中最重要的是精液检查。

如果精液检查时发现异常，就需要接受各种精密检查。

基本检查 精液检查是男性的

男性检查中，精液检查是基本检查，也是最重要的检查。有些医院会在初诊时进行，也有的医院会在第二次检查后进行。

如果精液检查发现了异常，就需要进行睾丸检查和输精管精囊造影检查等精密检查，更详细地查看不育原因。

基本检查

◎精液检查

通过这项检查可以了解

● 精子的数量
● 精子是否存在异常
● 精子的畸形率

小知识

采集优良精液的诀窍

精液检查一般会受到采集状况的影响，所以单凭一次检查很难做出判断。

为了能够采集到更好的精子，最好在伴侣的帮助下，在自然状态获得快感。如果觉得这只是一次检查而带有履行义务的心情进行采集，是无法获得高质量的精子的。所以，希望各位能放松下来，积极配合。

精液检查是通过采集精液，对精液量、精子数、精子的运动率和精子的畸形率等情况进行的检查。

在采集精液前的 4～5 天必须禁欲。可以通过手淫的采集方法将精液射入专用的容器中，带去医院。由于大部分避孕套都涂有杀精剂，所以不能使用。

精液最好是在医院采集。如果是在自己家里采集，则必须在 3 小时内送去医院。由女性带去医院时，可以夹在胸间（胸罩中间等），注意让其保持和体温相同的温度。精液检查中容易出现问题的是精子数量和运动率，但这些也会根据采集状况而发生改变。所以单凭一次检查是无法得出精确判断的，最好接受多次检查。

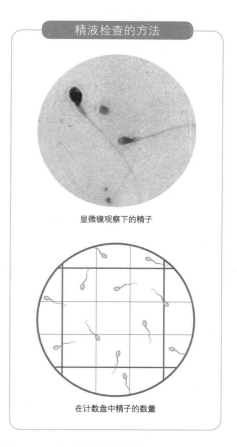

精液检查的方法

显微镜观察下的精子

在计数盘中精子的数量

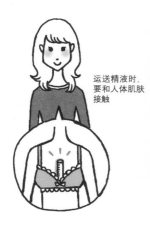

运送精液时，要和人体肌肤接触

精液检查的调查事项

精液量	精液量较少时，可能发生了逆行性射精
精子数	精子数较少时，可能患有精子减少症或精索静脉瘤
精子的运动率	精子的运动率较差时，可能患有精子无力症
精子的畸形率	畸形率高于一定比例时，可能患有精子畸形症
精子的酸性度	精子的酸性度较高时，可能患上了传染病
精液中的异物	精液中白细胞、红细胞较多时，可能患有慢性病

精密检查

◎ 睾丸检查

通过这项检查可以了解

- **睾丸组织检查**
明确精子的制造过程
- **输精管精囊造影检查**
了解输精管的闭塞状态和
附睾、精囊状态

在初诊时，对睾丸进行触诊、视诊也是睾丸检查的一项。如果出现无精子症以及睾丸检查结果发现异常，就需要进行"睾丸组织检查""输精管精囊造影检查"等更加详细的检查。接下来，就和各位确认一下这些检查的详细内容。

● 睾丸组织检查

了解睾丸维持多少程度的正常功能。通过此项检查，可以直接观察精子的制造方法。这是在精液检查中怀疑出现了"高度乏精症"和"无精子症"时需要接受的检查。

可以对睾丸进行局部麻醉，再切割少部分睾丸组织，放在显微镜下观察。如果在精液检查中发现了之前没有发现的精子，就证明睾丸在精子制造方面没有问题，问题可能出在作为精子通道的输精管处。

在检查中所采集的精子可以进行冷冻保存，用于体外受精和显微授精。

● 输精管精囊造影检查

查看输精管是否被堵塞的检查。如果精液量过少，就可以怀疑是患上了"无精子症"。

检查时将细管通过已经局部麻醉的输精管，然后在这一处输精管内注入造影剂，进行X光照射，能够找出问题存在于精子通道的何处。

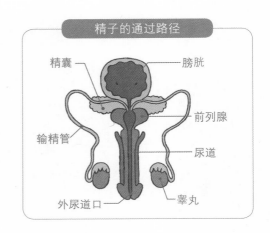

精子的通过路径

精囊　　膀胱
前列腺
输精管　　尿道
外尿道口　　睾丸

◎ 抗精子抗体检查

男性如果带有抗精子抗体（参照 89 页），就会攻击自身的精子，降低精子的运动能力和受精能力。男性可以使用精液进行检查。

抗精子抗体的存在可能是由于受了外伤或被感染，这方面需要引起注意。

◎ 田鼠检查

使用田鼠的卵子，查看人类的精子能否侵入。

如果精子的受精能力高，就有大量精子能够侵入，但也存在具备受精能力却不能侵入的情况。所以，即使结果不理想也请不要过分担心。

◎ 染色体检查

对莱恩弗尔特综合征等由于性染色体异常产生的疾病进行血液检查。可以通过培养血液中淋巴细胞的方式来进行检查，只需要采集一次血液就能实现。虽然由染色体异常引发的男性不育的病例越来越多，但现在还没有针对这种情况的治疗方法。

◎ 荷尔蒙检查

查看血液中的荷尔蒙值。主要针对由脑垂体分泌的 FSH、LH、催乳激素、雄性荷尔蒙（男性荷尔蒙）等。比如说，雄性荷尔蒙的值低，则造精功能就可能会出现问题。

小知识

环境荷尔蒙和造精功能

现在出现了关于"受到除草剂、石棉、食品添加剂、农药等环境荷尔蒙的影响，男子的精子数是否会减少"的议论。虽然还不清楚是否存在这样的情况，但环境荷尔蒙会对人体产生影响却是不争的事实。

环境荷尔蒙也被称为"扰乱内分泌物质"，进入动物体内后，会对正常的荷尔蒙运作造成妨碍，特别会对生殖功能产生不良影响。像这种有害物质会一点点地在体内积蓄，却丝毫没有自觉症状。虽然生活上接触环境荷尔蒙是不可避免的，但仍要注意尽量远离它们。

和医生沟通的方法

开展不孕不育治疗时，建立起医生和患者的相互信赖关系十分重要

如果存在疑问和不安，最好能够当场解决。

需要坚持进行的不孕不育治疗中最重要的是和医生之间的沟通，

好疑问
请事先总结

分，最好当场解决
如果医生的解说不充

想必有许多患者因为平时工作繁忙，即使对治疗和诊断感到不安，也无法向医生提出疑问吧。但为了能够从内心接受这次治疗，请尽情提出自己的疑问。最好在提问前总结好要点，将自己想要提出的问题做好笔记。

虽然有些医生不仅仅是对治疗方法，就连使用的药物都没有对患者进行说明，但这也只是一少部分。医疗是关系到患者身体的非常重要的事件，因此，可以要求医生进行详细说明。这时请不要犹豫，自己主动提问。这也是保持信赖关系的一种方式，心中存在的不安要当场消除。

咨询一下医生吧！
医生和患者的关系

有些患者会依照医生的脸色提出疑问。虽然没有办法，但患者仍然必须遵从医生的指示。既然医生和患者都是以"治疗"为目标相互协作迈进的，希望双方能够消除隔阂，相互沟通。

不孕不育治疗的治疗期会持续很长一段时间。因此，医生和患者之间的信赖关系就显得尤为重要。每一位患者的症状和治疗情况都不相同，而医生必须为所有患者选择最适合的治疗方式。医生也希望接受治疗的夫妇能够早日怀上健康的宝宝，带有这样心情的医生是值得信赖的，所以请大家要坚持接受治疗。

在长期的治疗中，患者有时会认为，"这种治疗方法是不是适合我呢？"出现这种想法时，要立刻和主治医生商量，消除心中的疑问和不安。

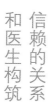

和医生构筑信赖的关系

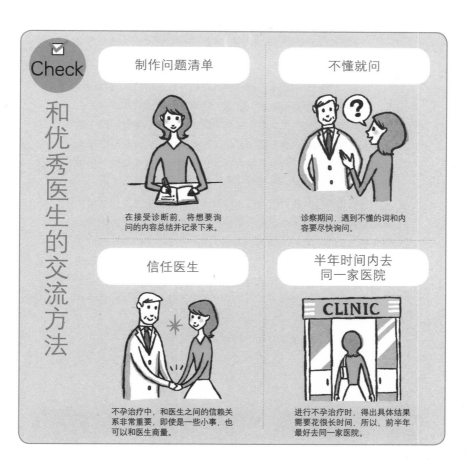

☑ Check

和优秀医生的交流方法

制作问题清单

在接受诊断前，将想要询问的内容总结并记录下来。

不懂就问

诊察期间，遇到不懂的词和内容要尽快询问。

信任医生

不孕治疗中，和医生之间的信赖关系非常重要，即使是一些小事，也可以和医生商量。

半年时间内去同一家医院

进行不孕治疗时，得出具体结果需要花很长时间，所以，前半年最好去同一家医院。

CLINIC

卵巢预备能力
的新检查法

体外受精的成功率会随着年龄的增长逐渐降低,
如果出现了卵巢预备能力低下的情况,就要立刻治疗。

所谓"卵巢预备能力",是指能够供给可以排卵卵子的能力。

这里所说的卵巢预备能力实际上和体外受精的成功率存在一定关系。体外受精的成功率会随着年龄的增长逐渐降低,但主要是由女性生殖功能自身出现的老化而造成的。而且,最早出现老化的就是卵子,卵子的供给能力也就是所谓的卵巢预备能力也和卵子老化的问题存在一定联系。

进行卵巢预备能力的检查方法有许多种。首先可以通过超声波检查测定卵巢的大小,如果微小卵泡在 5 个以下,则表明卵巢预备能力低下。此外,还可以通过测定一种被称为 AMN 的抗米勒管荷尔蒙的方法来检查,这种荷尔蒙具有维持月经周期稳定的作用,如果分泌量在平均值以下就证明有问题。还可以通过测量一种由卵泡产生的被称为 Ich bin B 的荷尔蒙分泌量来检查,其浓度越高越好。

如果出现了预备能力低下的情况,要立刻治疗。

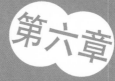

第六章

即使有困难，也能够怀孕

　　在医院接受了检查后，就可以针对不孕原因进行治疗。

　　治疗方法根据症状而有所不同，希望各位能够理解。

开始治疗前的基础知识

关于不孕不育的原因和检查

即使进行了检查，也并不意味着就会明白所有的不孕原因。

但仍然可以查出一些具有代表性的原因。

清楚不孕原因不一定能 100%

相信有许多人想让怀孕这件事能够顺其自然，但其进展却总是不顺心。因此，为了改善不孕的情况而认为"去医院也没什么"的人也很多，但去医院并不能简单等于改善不孕。

从女性方面来说，不孕多是由于输卵管方面的因素造成的。如果原因只有一项还好办，但除了输卵管方面的因素外，还有可能是子宫因素、排卵因素、宫颈管因素、男性方面的因素等多重因素相结合。

女性的不孕检查应当和反映荷尔蒙变化的月经周期相结合进行，大概需要耗费两个月的时间。男性主要以接受精液检查为主，针对精子的数量、运动能力以及畸形率三方面进行检查。

小知识

关于功能性不孕

即使进行了关于不孕症方面的检查，也并不一定就能查明不孕原因，这种情况就被称为功能性不孕或原因不明不孕。

被不孕症所困扰的人中大概有 10% ~ 20% 属于功能性不孕。出现这种症状，只能接受更进一步的检查，并逐步采取时机法和深度治疗来解决。

通过不孕检查能够找出原因的只占60%，虽然清楚了原因，但也并不能立刻实现怀孕。还有一些不清楚原因的不孕症被称为"功能性不孕"。在医学上，关于怀孕的原理还存在许多未解之谜。

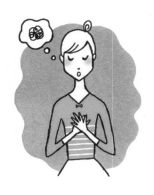

最近，男女高龄化生育的趋势越来越高，男女的怀孕功能也存在同时低下的可能。因此，需要前往医院接受治疗，夫妻间需要进行沟通，要和医生仔细交流。那么，大家就开始接受治疗吧。

	主要的不孕原因		
不利因素	原因疾患	不利因素	原因疾患
内分泌·排卵因素	下丘脑、垂体障碍	输卵管因素	输卵管闭塞
	高泌乳素血症		输卵管粘连
	黄体功能不全		子宫内膜异位症
	多囊卵巢综合征（PCOS）		
	原发性卵巢功能不全（POF）		
	全身疾患 （甲状腺疾患·肾脏疾患等）	宫颈管因素	宫颈管黏液不全
子宫·卵巢因素	子宫肌瘤		抗精子抗体
	子宫腺肌症		
	子宫内膜息肉	男性因素	造精功能障碍
	先天子宫畸形		精子通过障碍
	卵巢囊肿		

女性

症状和治疗

排卵障碍

卵巢功能障碍和高泌乳素血症是最具代表性的疾病，主要使用排卵诱发剂进行治疗，通过诱发排卵来改善症状。

排卵功能障碍

一般在月经结束后，被称为雌性激素的荷尔蒙分泌会增加，也就意味着会造成卵巢功能低下的荷尔蒙并没有增加。雌性激素虽然不会引起排卵，但如果分泌量不增加，排卵就会花费很多时间，这样会使排卵变得困难，即使能够排卵，也会出现着床困难的情况。

◎ 通过排卵诱发剂进行治疗

可以通过口服排卵诱发剂进行治疗

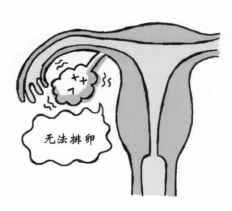

无法排卵

高泌乳素血症

本来催乳激素是一种在产后分泌量会增加的荷尔蒙，这种荷尔蒙能够使母乳更容易产出。产后会出现很难怀孕的情况，这是由于催乳激素分泌过多，造成了排卵困难和着床困难。高泌乳素血症并不会在生育后消除，而是会让身体处于和产前相同的状态。

此外，男性患有高泌乳素血症主要是由于药物的副作用引起的。在饮酒后服用肠胃药，会产生一种被称为组胺收容体抗药的物质，具有促进催乳素分泌的作用。当催乳素的值上升到一定程度后，就会使造精功能停止工作，还有可能会流出乳汁。在接受不育症治疗时，服用肠胃药之前请和医生商量。

◎ 进行治疗
服用口服药

可服用一种被称为溴隐亭片的口服药物。溴隐亭片会使分泌恢复正常，从而情况得到改善。

小知识 高泌乳素血症

为不孕症所困扰的女性中，约有 20% 都可以看做是由催乳激素分泌不均衡而引起的不孕。进行血液检查后，如果浓度较高，则可以通过药物治疗。催乳激素的正常值是 30ng/ml（男性为 10ng/ml）以下。

诱发排卵的药物

环丙胺

【效果】
排卵诱发剂。效果较弱，多用于初期治疗。可促进宫颈管黏液的分泌，加厚子宫内膜。口服药。

【副作用】
偶尔会出现头痛、眼花，可能会引发消化器官症状、肝病、疱疹、卵泡过度刺激综合征（OHSS）等疾病。

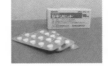

克罗米酚

【效果】
排卵诱发剂。可改善黄体功能不全等症状，诱发排卵。口服药。

【副作用】
导致视力异常、腹部胀痛、乳房不适、水肿、更年期综合征、还有出现 OHSS 的危险，也有可能导致子宫内膜和宫颈管黏液状态变坏。

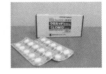

hMG

【效果】
排卵诱发剂。通过注射投放，在进行人工授精、体外受精和显微授精时使用。属于卵泡刺激素。

【副作用】
注射部位可能出现过敏症状、肌肉疼痛。严重者还会出现卵巢破裂、脑梗死、呼吸困难、肺水肿，有 OHSS 的危险。

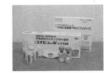

催乳激素

【效果】
治疗高泌乳素血症时使用的口服药。可以对催乳激素的分泌起抑制作用。

【副作用】
可能引起胃痛、便秘、呕吐、眼花等症状。

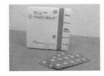

多囊卵巢综合征在月经不调、排卵障碍等疾病出现时的发病概率较高。其主要表现为卵子无法成熟，无法实现排卵。由于无法排卵，卵巢外侧的皮就会变厚，导致排卵更加困难。主要症状表现为：无月经、稀发月经、多毛（特别是唇上的毛和小腿的毛）、肥胖等。

多囊卵巢综合征在预防不孕的过程中最为重要的是要尽早接受诊断。如果患者较肥胖，必须采用降低卡路里的方法来减轻体重，改善排卵环境。

◎ 荷尔蒙疗法

荷尔蒙疗法，是使卵子成熟，促使排卵的方法。但如果已经变得很厚的卵子外皮不能破裂，排卵就无法进行。

◎ 卵泡穿刺

如果觉得荷尔蒙疗法很难治疗，则可以用针在卵泡上开几个洞，以这样的方法治疗。

小知识

体外受精的成功率高

多囊卵巢综合征的发生是由于卵巢外皮变厚。许多事实已经证明，如果能够破坏这层皮，体外受精就能获得成功。因为如果突破了这层厚皮，成熟的卵子就能出来，也就能够实现受精。

我们的体验谈

使用排卵诱发剂和时机法实现自然怀孕

多囊卵巢综合征
A 女士（女性·30 岁）

结婚已经许多年了，却始终没能怀孕，我开始怀疑自己患有不孕症。检查结果表明，我患有多囊卵巢综合征。于是我开始口服排卵诱发剂，但仍然不能排卵，最后又转变为使用注射型的排卵诱发剂，终于实现了排卵，这时再结合时机法性爱。在进行时机法的同时，将注射的诱发剂替换为轻量的排卵诱发剂。经过近一年的治疗，我终于实现了自然怀孕。

虽然当初感到不安，但幸好自己尽早接受了治疗。

促性腺激素分泌障碍（无排卵月经）

卵泡刺激素和黄体生成素（LH）都可以称为促性腺激素，它们都是由脑垂体分泌的。通过分泌这些荷尔蒙促使排卵，但如果脑部的中枢神经出现异常，分泌情况也会变糟，排卵就会停止。这种状态被称为促性腺激素分泌障碍，会导致无排卵月经等症状。

轻度状况下第一个月会无月经，如果严重的话，第二个月也会无月经。轻度状况时，治疗并不困难，但重度状况的治疗就非常困难了。

◎ 月经周期诱发法

无论哪一种都是以排卵诱发剂的治疗为主，也可以采用投放荷尔蒙的"月经周期诱发法"。

◎ 卵泡穿刺

进行超声波检查，用针在卵泡上开孔。

黄体化未破裂卵泡综合征

卵巢中的卵子已经成熟，但由于无法排出而转变成黄体化。明明没有排卵，却出现了排卵时才有的卵泡刺激素的分泌和基础体温上升的情况。可以通过查看基础体温表来检查，虽然感觉出现了排卵，但实际上并没有。

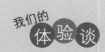

我们的体验谈

让排卵习惯化，治疗中

无排卵月经
B 女士（女性・25 岁）

以前，我的月经周期就处于不稳定的状态。去医院检查后，被诊断为"无排卵月经"。因为听说注射荷尔蒙会很痛，所以通过服用排卵诱发剂进行治疗，目前稍微放心些了。现在仍常常前往医院接受治疗。

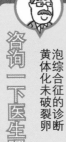

资询一下医生吧！

黄体化未破裂卵泡综合征的诊断

首先，通过超声波检查测出卵泡的直径。然后查看卵巢内是否有已经发育长大的成熟卵子。此外，出现这种症状后，血液中会含有男性荷尔蒙，还可以通过确认是否存在男性荷尔蒙的方法来进行检查。

检查后没有发现和不孕有直接联系的症状，但始终没有排卵，这时就需要从心理因素上加以考虑。

因为心情不安而导致无法排卵的情况并不少见，由于心情不畅而造成的精神问题会导致荷尔蒙平衡出现紊乱。工作繁重，家庭内部情况不稳定……在自己的日常生活中是否存在这些现象呢？虽然很难想到这些情况会导致不孕，但其实这当中仍存在一些联系。

如果被医生诊断为是由于心理因素引起的无排卵，就可能是患上了自主神经紊乱。其主要症状为头痛、眼花、体寒、悸动、接不上气、腹痛等。容易紧张的人、容易堆积压力的人，以及容易感到不安的人比较容易出现这种症状。想必许多人会因为这些问题的出现"可能导致不孕"而感到烦恼，但心理方面的问题需要放下包袱和医生一起慢慢治疗。

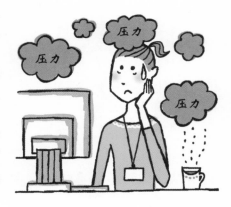

小知识　与压力变大有关？

如果出现了精神方面的原因，那么自身有可能会很难察觉。有时需要等到压力增大，给身体带来负担后，才会想到去解决问题。还有些患者会停止不孕治疗，通过领养孩子来代替自然怀孕。

◎ 忠告

首先，即使出现了无法排卵的症状，也不要立刻进行不孕治疗，需要优先解决的是心理方面的问题。因为在这种情况下，即使使用了药物，不孕症状也有可能不会改善。

需要等到心理稳定下来后，再开始治疗，同时，听取医生的建议也非常重要。

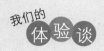

我们的

由于工作繁忙，无法排卵

心理性无排卵 C 女士（女性·30 岁）

工作两年后，我跳槽到了一家广告公司。工作量比原来的公司增加了近两倍，非常繁忙。如果有了重要的任务，通宵工作也是很正常的。之前我也没想到会有如此繁重的工作任务，在不知不觉中堆积了相当大的压力。自从开始这份工作后，月经周期就变得不稳定，有时候会近 3 个月不来月经。我知道这样不好，于是去医院接受了检查。

检查结果表明，身体并未出现特别的异常。但由于我很早就有了想要小孩的愿望，在和丈夫商量后，确定去咨询专业的治疗不孕症的医生。但

不孕症的医生也说没有发现任何异常，可能只是由于精神方面的问题引起了心理性无排卵，或许繁重的工作带来的压力就是主要的原因。在和丈夫商量之后，我立刻辞去了工作。

从公司辞职后，我在自己家附近找了一些不会给身体带来负担的兼职工作。开始工作一两个月后，月经变得稳定。从我自身的体验来说，或许正是因为过度的压力而使我无法怀上小孩吧。

现在，我已经怀孕 6 个月了。我深刻地感受到，过度的压力不仅会给心理带来不稳定，还会使身体变得不稳定。

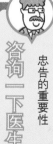

咨询一下医生吧！

忠告的重要性

1985 年，在美国，对接受了忠告的夫妇和没接受忠告的夫妇做了一项试验。接受了忠告的夫妇中有六成都成功怀孕，而没接受忠告的夫妇中近九成没能怀孕。

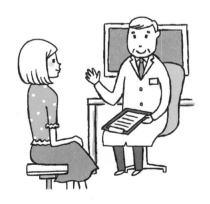

女性

症状和治疗

输卵管障碍

虽然仍有许多不能了解的因素，但衣原体性病和子宫内膜异位症被看做是造成这一障碍的主要原因。可以利用通气检查来确认是否出现粘连。

输卵管粘连

输卵管出现堵塞，导致精子、卵子和受精卵无法通过，这样的症状被称为输卵管障碍。我们将一定时期内的输卵管道路堵塞称为输卵管粘连。粘连是由分泌物或输卵管出现炎症所引起的。虽然在出现输卵管障碍的原因方面还有许多不清楚的地方，但衣原体性病和子宫内膜异位症被认为是主要原因。出现了衣原体感染后，会引发输卵管的炎症，导致输卵管内部变得狭窄；子宫内膜异位症会使输卵管内部变厚，也会导致输卵管变狭窄。

◎ 通气检查

一般情况下，我们采用通气检查和输卵管造影检查的方式来了解粘连和堵塞的状态，也可以采用输卵管镜来进行治疗。如果是由衣原体性病引起，则可以选择服用两周抗生素的方式来治疗。

小知识

通气检查后的肩部疼痛

通气检查是向输卵管内输送碳酸气，使内部变得畅通的方法。进入输卵管内的碳酸气会通过腹腔，储存在横膈膜下方。由于气体堆积在肩部神经的位置，检查后肩部会出现疼痛。但由于这种疼痛意味着输卵管已经变得畅通了，所以也被称为"幸福的疼痛"。

输卵管造影检查、通气检查的注意事项

检查前一天

◎清洁身体后，再进行检查。用泡澡或淋浴的方式好好地洗干净身体。
◎避免性爱。

检查当天

◎检查前上厕所。
◎要处于空腹状态。
◎在检查时，肩部不要用力，要放松。

检查当天晚上

◎由于注入了造影剂，不要进行沐浴和性爱。
◎由于注入了造影剂，身体可能会发热，这时要保持安静。

第二天后

◎可能会持续出现出血、发热、头痛等症状，如果无法得到控制，请前往医院。

我们的 体验谈

因为子宫内膜异位症的原因，月经情况很糟

由子宫内膜异位症引起输卵管粘连
E 女士（女性·32 岁）

从 20 多岁开始，我就出现了严重的痛经症状，到了 30 岁后，疼痛更加严重了。由于疼痛难忍，我去医院进行了检查。检查结果表明我体内已经出现了子宫内膜异位症！虽然通过服药来停止月经可以缓解疼痛，但我希望能够生育小孩，所以拒绝了这种方法。

我持续了一段时间的药物治疗，并坚持每个月进行一次通气检查。有时通气治疗痛得我眼泪都快掉下来了，但为了怀孕，也只能咬牙坚持下去。由于病情出现了恶化，治疗的时间被延长了，但现在症状已经得到了好转。有时我就后悔，要是能早一点去医院，就没必要受这份罪了。

输卵管造影检查的内容

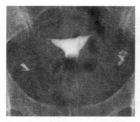

白色的阴影是造影剂。造影剂通过子宫和左右的输卵管后，会在腹腔内扩散开来，证明两边的输卵管都处于畅通状态。

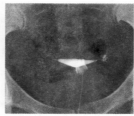

造影剂只在右边显现。由于左侧没有造影剂，证明左侧输卵管被堵塞。

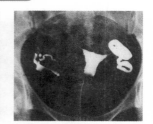

右侧的输卵管没有异常，造影剂能顺利通过，但左侧的输卵管出现了水肿。

输卵管粘连的原因

衣原体性病

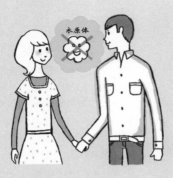

衣原体

如果出现衣原体感染，炎症会扩散至子宫内膜和输卵管，如果情况严重，还会引起腹膜炎。虽然会对怀孕造成影响，但并不会出现自觉症状。其治疗方法比较简单，服用抗生素两周左右就可治愈，但必须男女一起接受治疗。否则，即使一方治愈，也有可能被另一方再次传染。

子宫内膜异位症

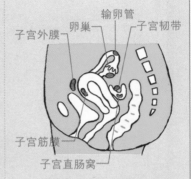

子宫外膜　卵巢　输卵管　子宫韧带

子宫筋膜

子宫直肠窝

子宫为了迎接受精卵，每个月都会加厚内膜，如果受精卵没有进入子宫，加厚的内膜就会脱落并流出体外，这就是月经。子宫内膜异位症是指已经脱落的内膜细胞和其他部分连接在一起的情况。在其连接的场所会进行和月经相同的作业，使得内膜厚度不断增加。子宫的筋膜、输卵管、卵巢和直肠都是容易发生这种情况的场所。

咨询一下医生吧！

过敏性肠道综合征和间质性膀胱炎

　　患有子宫内膜异位症的女性，如果出现了便秘或痢疾等症状，那么患上过敏性肠道综合征的概率就较高。此外，如果膀胱反复感染，患间质性膀胱炎的概率就会升高。由于脏器共用一条神经线路，一处脏器出现疼痛，其他脏器也会感到疼痛。因此，公用神经线路的周边脏器就会出现不良反应。

　　如果患上了过敏性肠道综合征或间质性膀胱炎，就有可能也患有子宫内膜异位症。或者说，无论子宫内膜异位症是否完全治愈，一旦发现症状没有改善，就需要立刻前往医院进行检查。

输卵管闭塞

两条输卵管中的任何一条或两条都出现粘连时，就可以看做是输卵管闭塞。只要有一条能够畅通，就可以实现自然怀孕。可以使用排卵镜治疗输卵管闭塞，也可以考虑体外受精。

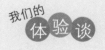

小知识

输卵管壶腹部

输卵管的中间部分被称为输卵管壶腹部。其长度大概为 3cm，是精子和卵子受精的场所。输卵管膨大部是极易出现异常的地方，多出现闭塞和水肿等情况。

痉挛性输卵管通过障碍

痉挛性输卵管通过障碍，是由极度紧张引起的病症，和心理性排卵障碍是同样的原因。自主神经和荷尔蒙平衡被破坏，会引起输卵管痉挛，导致通过情况变差。可以使用药物治疗，但最重要的是营造一个轻松的环境。

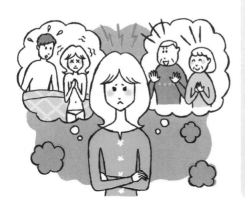

我们的 体验谈

如果医生态度不好就要转院

输卵管闭塞
G女士（女性·28岁）

虽然我 24 岁就结婚了，却一直没有怀孕的迹象。到了 27 岁时，我去医院接受了检查。但医生说，"你还年轻，没问题的"、"完全可以怀孕"，让我放心。可之后仍然没有怀孕的迹象，于是我接受了输卵管造影检查。医生嗤笑着对我进行了 X 光照射，只说了一句"堵得一塌糊涂"。我十分烦恼，无法抑制对这句话的愤怒，立刻决定转院。

现在这家医院离家比较远，但医生在诊察方面十分细致，让我很放心。现在，我们正在讨论是否进行新的治疗。虽然我也很着急，但没办法，首先需要治愈病症，让自己的身体能够怀孕才行。

症状和治疗

宫颈管障碍

由于子宫颈管变得狭窄而引起黏液不足，造成精子难以通过的状态被称为宫颈管障碍。

宫颈管黏液不全

到了排卵期，宫颈管黏液会大量分泌，使精子能够容易进入子宫。出现了宫颈管黏液不足的状态，我们就称为宫颈管黏液不全。造成这种情况的原因可能是荷尔蒙平衡被破坏、宫颈管炎症或者男性出现脓精。治疗时主要以荷尔蒙治疗为中心。

小知识

宫颈管黏液的黏度

女性平时并不会分泌宫颈管黏液，但随着排卵期接近，分泌量会增加。在分泌宫颈管黏液的同时，还要注意其黏度。

我们可以通过黏度来查看自身是否排卵。用手指沾一些黏液，在指尖进行拉伸。如果能够拉长成为 10cm 的细线，就表明已经到了排卵期。

抗精子抗体

所谓抗精子抗体是指导致精子出现过敏性反应的抗体。如果体内存在抗精子抗体，则进入子宫内部的精子就会在宫颈管内被杀死。

抗精子抗体存在于女性的血液中。大部分为不孕所困扰的女性体内，都存在一定比例的抗精子抗体。

◎ 时机法

一般情况下，持续坚持半年左右会有很大程度的改善。如果效果不明显，就需要进行人工授精或体外受精以及通过免疫抑制剂来进行治疗。

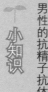

男性的抗精子抗体

小知识

男性也可能会产生抗精子抗体。这种情况并不常见，但出现外伤一般是导致自身产生抗体的原因。虽然出现了抗体，身体仍会继续制造精子，但精子完全没有运动能力，治疗起来相当困难。

这时，可以通过显微授精的方式来实现受精。

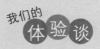

我们的**体验谈**

丈夫的精子在我体内死亡了

抗精子抗体 J女士（女性·29岁）

我们夫妻平时时常交流，出门的时候也是手牵着手，关系非常好。婚后第三年，我们开始商量要小孩了。于是我们停止避孕，但在之后两年的时间里，我却始终没有怀孕的迹象，难道说夫妻之间感情过好反而会导致无法怀孕吗？

"夫妻感情很好，为什么不能受孕？"带着这样的疑问，我们前往医院接受治疗。在接受了一般的不孕检查后，并没有发现任何特殊因素。虽然怀疑可能是精神方面的原因，但我们夫妻属于不会堆积压力的类型，于是决定进行更详细的检查。

通过检查得知，我的体内存在抗精子抗体。听了医生的说明，我们知道抗体会在宫颈管内部将精子杀死。虽然丈夫安慰我说："不必担心，没事的。"但我一想到丈夫的精子在我体内被杀死，我就感到非常抱歉。

虽然关于抗精子抗体还有许多未知的部分，自己也感到非常不安，但我们依照医生介绍的时机法进行了一年多的实践，最终实现了自然受孕。在治疗过程中，我们的关系紧张过，也痛苦过，但现在我们已经有了自己的孩子，过得非常幸福。

女性

症状和治疗

着床障碍

据说是因为子宫和荷尔蒙平衡所引起的。大多采用手术治疗，但最近使用药物疗法的情况也越来越多。

先天性子宫畸形

先天性子宫畸形是指出生时子宫的形状就和其他人不同的情况。这是先天性的疾病，也是造成不孕和流产的原因。如果子宫形状明显和一般人不同，且反复出现流产情况，就需要进行手术。

但如果没有子宫和阴道，就只能使用代孕的方法来解决了。

子宫畸形的种类

【正常的子宫】

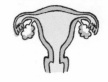

虽说存在子宫畸形，但实际上子宫并没什么大问题。在仔细咨询了医生后，就可以进行治疗了。

【双角子宫】　【马鞍形子宫】【单角子宫】

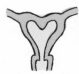

大部分情况下，输卵管和阴道都处于正常状态，可以实现自然怀孕。

有时候需要进行手术。

有时候需要进行手术。手术后在生产时需要剖宫产。

【纵隔子宫】　　　【双子宫】

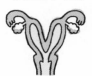

有时候需要进行手术。手术后在生产时需要剖宫产。

一般不需要进行手术。如果阴道重叠，则需要进行手术。

子宫肌瘤

◎ 可以通过药物或手术进行治疗

有许多人是开始接受不孕治疗后才了解子宫肌瘤的。虽然患有子宫肌瘤的人中，一部分人会出现痛经和贫血的症状，但子宫肌瘤的特征是自觉症状少。它是在子宫筋膜和子宫内部生成的良性肿瘤，目前，在 20 岁的患者中出现子宫肌瘤的概率有增加的趋势。

肿瘤的大小和病变场所决定了其治疗方法，主要采用药物或手术进行治疗。如果手术治疗摘除了子宫，就无法实现自然怀孕，请尽量避免采用这种方法。此外，如果只摘除肿瘤，还存在再发的可能。关于手术的风险，请和医生商量，尽量选择最佳的治疗方法。

容易出现子宫肌瘤的场所

【浆膜下肌瘤】

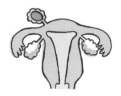

【黏膜下肌瘤】

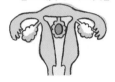

【肌壁间肌瘤】

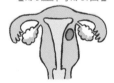

因为子宫肌瘤是良性肿瘤，大小约为直径 4cm ~ 5cm。但黏膜下肌层的肿瘤如果大小为 1cm 左右，那么流产和早产的可能性就较高。可使用子宫镜和内窥镜将肌瘤摘除。

Q&A

肿瘤过大就无法怀孕？

这和肿瘤的大小以及其产生的位置有关。肿瘤大致都在 4cm ~ 5cm 的程度，如果超过这个大小，就需要进行手术。黏膜下肌瘤的大小如果达到 1cm 左右，就可能造成受精卵无法着床的情况。

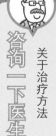

咨询一下医生吧！

关于治疗方法

子宫肌瘤作为着床障碍的原因之一，会导致子宫内膜对胚胎的刺激不产生反应，而导致胚胎受容能力异常。可以采用 SEET 法对内膜进行刺激，创造出适合着床的环境。这是一种针对只有一个受精卵时所采用的新的治疗法，可以防止出现多胞胎。

子宫内膜异常

子宫内膜出现异常时，可能是出现了子宫内膜息肉、子宫内膜粘连、黄体功能不全、子宫腺肌症等原因。接下来就介绍一些具有代表性的原因和治疗方法。

● 子宫内膜息肉

就像声带会出现息肉一样，子宫内膜也会出现息肉的状态，这时，内膜的表面会变得凹凸不平，由此造成着床困难。可以使用子宫镜摘除息肉的方法进行治疗。

● 子宫内膜粘连

子宫内膜粘连是由衣原体性病或以往出现过堕胎以及剖宫产等原因所引起的。这时会引起子宫内膜出现炎症，使内膜的一部分和子宫内其他部分连接在一起。和子宫内膜息肉一样，可以使用子宫镜将粘连状态分割开。

● 黄体功能不全

子宫内膜到了排卵期会加厚，但如果黄体功能不全，黄体荷尔蒙的分泌就会减少，从而出现子宫内膜无法加厚的状态。即使受精卵成功着床，但流产的可能性也很高。

黄体功能不全的特征是基础体温的高温期缩短至9天以下。虽然也可能会出现持续10天以上的情况，但仅凭这些条件很难得出判断，一般通过在高温期进行荷尔蒙检查和子宫内膜检查的方法来进行判断。此外，高泌乳素血症也可能造成黄体功能不全。

● 子宫腺肌症

子宫腺肌症是子宫内膜陷入到了肌肉层，导致肌肉层出现炎症的一种状态。症状多表现为痛经和经血过多，主要以药物治疗为主。

卵巢囊肿

卵巢内生成了像水袋一样的物体，被称为卵巢囊肿。虽然是良性，但如果水袋破裂就可能会引起出血和下腹部疼痛。此外还可能演变为恶性的卵巢癌。

● 通过腹腔镜进行治疗

如果囊肿是良性，可以使用腹腔镜进行摘除。如果是恶性，就必须进行手术。

子宫癌

所谓的子宫癌其实分为发生在子宫颈管的子宫颈癌和发生在子宫内膜的子宫体癌两种。可以通过超声波检查、子宫镜检查、血液检查、细胞诊断等方法进行确认。在这两种癌变中，对怀孕影响最大的是子宫体癌。

◎ 激光治疗

在初期，如果使用激光进行烧灼治疗，今后仍然很有可能实现怀孕，但如果患上子宫体癌，就必须进行子宫摘除手术。子宫癌如果进一步恶化，治疗就会变得更加困难，因此请不要忘了定期接受检查。

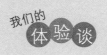

我们的 体 验 谈

子宫癌
I女士（女性·34岁）

从自己身体健康的角度考虑，我每年都会进行一次定期体检。到了30岁，我照常去之前的那家医院接受检查。和丈夫商量了一下，差不多也到了该要小孩的时候了。如果这次检查没有发现问题，对于我们怀上小孩也是一种鼓励。可检查结果却是我患上了子宫癌。正当我觉得已经不可能怀上小孩，决定放弃时，医生却对我说："你患的是子宫颈癌，只需要用激光烧灼就可以了。"很幸运的是，我的病症较轻，于是立刻接受了手术，摘除了肿瘤。现在看上去也没有复发的可能性。医生也说没什么大碍了，于是和丈夫又开始考虑要小孩的事了。

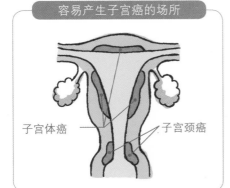

容易产生子宫癌的场所

子宫体癌　　　　　子宫颈癌

小知识
关于卵巢癌

左右各有一个卵巢，但只要其中一个卵巢出现癌变，就很有可能会转移到另外一边，而且复发的可能性很高。因此，手术后两年内要避免怀孕。

女性

症状和治疗

第二胎不孕和习惯性流产

接下来就介绍一下还存在许多未解之谜的习惯性流产和由高龄化引起的第二胎不孕的症状和对策。

习惯性流产

一般情况下，我们将自然流产反复出现三次以上的情况称为习惯性流产。习惯性流产可能是由受精后的受精卵的染色体出现异常，以及遗传因子、子宫畸形等原因引起的。造成这一情况的原因很多，所以很难推测出具体的原因。除了以上所述的原因外，还有可能是由免疫学因子、细菌所引起的。

虽然习惯性流产被认为是不孕原因中最困难的症状，但只要了解了一部分病态，我们就可以不断对其进行深入了解。

◎ 各种各样的治疗方法

可以采用防止胎盘内出现血栓的低用量阿司匹林法、肝素法，将男性血液中的淋巴细胞分离，向女性注射丈夫淋巴细胞的淋巴细胞免疫疗法等多种治疗法。现在有如此多的治疗方法针对习惯性流产，希望各位不要放弃，坚持接受治疗。

小知识

流产和染色体

目前，关于习惯性流产依然有许多未解之谜。

但现在已经证明，造成习惯性流产的大部分原因是由染色体异常所引起的。据说这占了所有情况的近七成。其他的，例如子宫异常约占整体的 1% ~ 3%，内分泌异常占 10% 左右。

第二胎不孕

虽然第一次顺利怀孕并生产，但在想怀第二胎的时候，却始终不能成功怀孕的情况也有很多。我们可以认为这个人的怀孕成功率并非很高，怀上第一胎也只是偶然。

还有可能是在生育第一胎时，形成了导致不孕的因素，这其中还包括年龄增长的因素。因此，在生育第一胎后，想要怀第二胎时，还需要考虑年龄问题。因为随着年龄的增长，荷尔蒙平衡会出现紊乱，子宫功能也会降低。

◎ 精液检查等

进行3个月左右的基础体温检查，然后将基础体温表带上，前往医院。在接受完基本的检查后，男性还可以进行精液检查，并使用时机法。如果存在年龄偏高的因素，可以考虑采用人工授精、体外受精等方法。如果发现了其他原因，可以采用其他相对应的方法进行治疗。

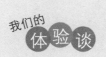

我们的 **体验谈**

在快要遗忘的时候，成功了！

第二胎不孕

N 女士（女性·31 岁）

我在 24 岁的时候生了第一胎。在孩子上小学的时候，开始和丈夫商量生第二胎。可努力了一年多，却没能怀孕，而孩子也很希望有个弟弟。我们尝试了时机法等各种方法，仍然没有成功。看到那些牵着两个孩子散步的母亲，我都会流露出羡慕的表情。于是我决定前往专科医院接受检查。医生说我有不孕症，怀上第一个孩子完全是侥幸。听了医生的话，我突然觉得自己很幸运能够生下一个健康孩子，不由得心存感激，但仍希望能够生第二胎。现在已经开始和丈夫商量是否采用人工授精的方法。

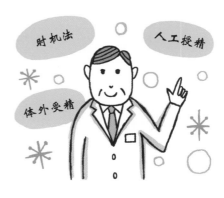

男性

症状和治疗

精子形成障碍

男性不育的情况约有八成是因为精子形成障碍。这时，可以采集精子，进行显微授精或体外受精。

无精子症

如果在精液检查中完全没有发现精子，则可能是患上了无精子症。对精子的浓度未达到 500 万的高度乏精子症和无精子症的男性的染色体进行检查，发现高度乏精子症的 6.9% 和无精子症的 13% 的男性染色体均出现了异常。特别是患有无精子症的人，染色体异常情况较多，而且大部分的人都是多了一条 X 染色体，这被称为"莱恩弗尔特综合征"。

此外，作为男性决定性别染色体的 Y 染色体的 DNA 水平也在不断被了解。研究结果表明，Y 染色体中存在决定男性性别的因子（SRY 遗传因子）和形成精子有关的 DAZ 以及含有 RBM 的遗传因子群（AZF 群）。

这些因子如果出现缺失，就会造成无精子症或高度乏精子症。

精子不同浓度的染色体异常比例

2000 万个以上	1.2%
1000 万个以上 2000 万个以下 （精子减少症）	2.7%
500 万个以上 1000 万个以下	3.2%
500 万个以下 （高度乏精子症）	6.9%
0 个（无精子症）	13.1%

※ 每 1ml

莱恩弗尔特综合征

通常由精子的 23 条染色体和卵子的 23 条染色体受精后，形成了 46 条染色体。而其中作为性染色体的 X 染色体和 Y 染色体构成了 46XY 这一数量，但如果患上了莱恩弗尔特综合征，性染色体就会出现异常，变成 47XXY，从而出现无精子或少精子的状态。但即使出现了 47XXY 的情况，约有三成的人也可以通过回收睾丸内的精子，进行显微授精。

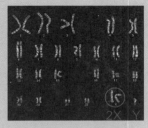

一般情况下，染色体是由 46XY 构成的，但如果 X 染色体出现 2 条，就会比一般情况多 1 条，使性染色体变为 3 条。

睾丸精子采集法（TESE）

精液中的精子数为 0，就可以进行睾丸精子采集法。这是一种在位于附睾尾部进行精子采集的方法。睾丸内的精子不具备运动性，必须进行显微授精。

精子数如果为 1 个以上，可以进行显微授精。如果出现重度的乏精子症和精子无力症，也可以进行相同治疗。

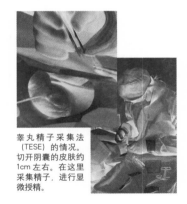

睾丸精子采集法（TESE）的情况。切开阴囊的皮肤约 1cm 左右。在这里采集精子，进行显微授精。

咨询一下医生吧！ 关于显微授精

显微授精可以让精子通过透明带而不必突破卵子的细胞膜，从运动率和受精率不足的精子中以及附睾和睾丸内部采集精子，实现受精。可以将采集的精子放入离心分离机，进行分离，选出形状较好的精子，再注入卵子。授精结束后的顺序和体外受精一样。

将采集的卵子周围的细胞除去，使用玻璃管固定。然后在细管中注入一颗精子，将其注入卵子的细胞质内。

精子减少症

成年男性的 1ml 精液中，平均有 6000 万个精子。如果数量在 2000 万个以下，就可以被诊断为精子减少症。出现这种情况，会使自然怀孕变得困难。虽然现在还没有增加精子数量的方法，但有能够让精子保持良好状态的方法。接下来就介绍一下这些方法。

◎ 男性荷尔蒙治疗

投放男性荷尔蒙的方法就是使荷尔蒙的分泌变得活跃，提高睾丸生产精子的功能。

◎ 促性腺激素治疗

投放能够提高精子制造能力荷尔蒙的方法。

◎ 中药疗法

为了提高肝脏和肾脏的升值功能，可以服用中药来增强肝脏和肾脏的运动能力。有研究报告说，男性在服用后，精子数出现了增加。

◎ 维生素治疗

维生素 B_1、B_2 具有提高精子生产力的效果。

改善精子状态的药物	
荷尔蒙剂	·促性腺激素制剂 ·抗雌性激素制剂 ·抗催乳激素制剂
非荷尔蒙剂	·中药 ·激肽释放酶血管舒缓素 ·维生素 B_1、B_2
精子活性化剂	·精子活性化激素

小知识　压力和造精功能

受到 1995 年阪神-淡路大地震的影响，许多人出现了精子减少症。检查结果表明，如果男性处于震度为 4 以下的地区，其精子数量没有发生变化；如果处于震度为 6 以上的地区，则其精子数和运动率会出现大幅下降。房屋倒塌或身边有牺牲者的人，会由于过度的压力，而使精子减少。因此，希望各位要尽量避免因为工作所产生的过度压力。

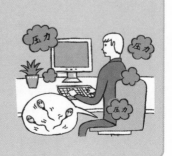

精索静脉瘤

在体内有一处阀门是控制睾丸向肾脏的静脉。如果此处发生功能不全，会使体内的血液循环变差，在睾丸周边出现淤血，并可能在睾丸附近产生像瘤一样的物质，最终形成静脉瘤。

如果血液循环继续恶化，会使睾丸温度上升。睾丸的耐热性较差，温度升高会使精子死亡或运动率降低。如果肿瘤继续变大，就可能出现肉眼能够发现的异变。

其特点是肿瘤主要出现在睾丸的左侧，可以通过触诊、视诊、超声波检查发现，需要进行手术治疗。

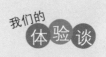

我们的 **体验谈**

不孕的原因原来出在自己这里

精索静脉瘤
K 先生（男性·33 岁）

我完全没有想到不孕的原因会出在自己身上，当我得知事实真相后，感到十分愕然。诊断结果表明，我患有精索静脉瘤，医生建议我进行手术。但由于我对此很难理解，始终不肯接受手术。不久之后，我再次前往医院，脱掉裤子接受了检查。我问了一下医院的医生，都回答说："只要进行手术就可以治好。"而且自己也听说近七成的人进行手术后都实现了治愈，何况自己的程度还比较轻。但手术当天我向公司请假仍然用"感冒"这个理由，虽然应该将实情相告，但很难开口。

染色体异常

男性如果被诊断为染色体异常，可能会出现高度乏精子症、无精子症、精子减少症、精子无力症、精子畸形症、莱恩弗尔特综合征（参照 121 页）等各种疾病。染色体异常是指染色体出现了异常，容易引起受精、怀孕困难。

其中最有名的是莱恩弗尔特综合征，如果程度较轻，可以进行显微授精。

但如果出现异常，即使成功怀孕依然会存在其他问题。因为染色体异常极有可能遗传下一代，最好进行产前检查和着床前诊断。

男性

症状和治疗

精子通路障碍

精子通路障碍是指虽然造精功能没有问题，但精子的通过路径出现了异常，导致精子无法从体内被释放出来。需要进行手术或显微授精。

输精管闭塞

即使造精功能正常，但精子通过的路径仍可能会出现异常。这有可能是腹股沟手术、外伤后遗症、性病治疗、睾丸炎症等原因造成的。此外，也有人天生输精管堵塞，还有的人则没有输精管。

◎ 维生素治疗

虽然手术治疗是最常见的治疗方法，但我们仍可以从附睾和睾丸中将精子取出，进行显微授精。

逆行性射精

逆行性射精是指精液发生了从尿道流向膀胱的逆行现象。这可能是曾经做过前列腺手术或患有糖尿病引起的，但多为先天性因素。其治疗方法非常困难，但可以将睾丸内残留的精子取出，利用这些精子进行显微授精。

小知识 抗尿性较弱的精子

逆行性射精后的精子会残留在膀胱内。这些精子停留在尿液中，运动率会降低，并最终死亡。

因此，即使释放出了这些丧失运动能力的精子，我们也不能使用它们进行人工授精。但或许能够成功进行体外受精。

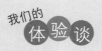

工作负担造成精子堆积

输精管闭塞 L 先生（男性·35 岁）

由于我进行的是体力劳动，给腰部带来了很大负担，总是感到"自己总有一天会椎间盘突出"。过了 30 岁后，疼痛的情况越来越严重，尤其是在工作中会出现前所未有的剧烈疼痛，于是我立刻前往医院接受检查。不出所料，我被诊断为椎间盘突出，需要立刻进行手术，由于发现得早，最终治好了椎间盘突出，但接着却被怀疑患有男性不育。因为虽然想要小孩，但无论怎么努力都没能让妻子受孕。和妻子一同接受了检查，被医生告知是我的输精管出现了堵塞，而原因则极有可能是椎间盘突出引起的，这给了我不小的打击。

因为还存在自然怀孕的可能性，所以我希望通过手术消除堵塞的情况。通过诊断结果得知自己才是不孕的主要原因时，我的头脑完全是一片空白。现在只能静下心来努力造人。

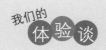

从膀胱采集精子

逆行性射精 M 先生（男性·30 岁）

得知不孕的原因出在自己身上后，我受到了很大的打击。由于自己以前知识不足，一直以为不孕的原因全都出自于女方。

在接受检查时，我被诊断为逆行性射精，却完全不清楚是怎么回事。的确，自己的精液量比以前少了，而且也发觉有些时候完全没有精液流出。虽然很受打击，但必须立刻接受治疗。医生从我的膀胱处采集了精子，利用这些精子进行体外受精。虽然第一次、第二次都失败了，但第三次终于让妻子成功怀孕。医生对我说："能这么快受孕，你运气真好啊。"

为了即将出生的孩子，我现在正努力学习育儿知识。

人工授精

挑战人工授精 （AIH）

人们听到这个词，很容易就认为是完全人工性的授精方法，但实际上并非如此。人工授精是将采集的精子注入子宫内，在体内实现自然怀孕的方法。

关于人工授精

或许有许多人认为人工授精等于深度治疗，但实际上这是一种很简单的治疗方法。本来男性应该是通过性爱将精子输送进女性子宫内，而人工授精则是事前采集精子，以人工的方法将其注入女性的子宫内。也就是说，这是一种不进行性爱而让其自然怀孕的治疗方法。由于会将采集的精子在注入前进行清洗、浓缩，因而会使怀孕变得更容易。

人工授精的方法中，有一种被称为 AID 的非配偶间人工授精，但我们这里要讲的是被称为 AIH 的配偶间人工授精。

AID 是指使用丈夫之外的其他人的精子，而 AIH 使用的是丈夫的精子。仅仅一字之差，意思就完全不同了。

而 AID 只能将其看做是实现怀孕的最终手段，一般很少人会认同。

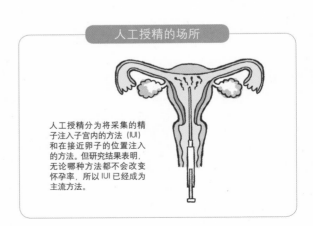

人工授精的场所

人工授精分为将采集的精子注入子宫内的方法（IUI）和在接近卵子的位置注入的方法。但研究结果表明，无论哪种方法都不会改变怀孕率，所以 IUI 已经成为主流方法。

接受人工授精的顺序

STEP 1
预测排卵日

通过测量基础体温，进行荷尔蒙检查和超声波检查来预测排卵日。根据检查的结果得知了正确的排卵日，就可以在排卵日前一天或当天进行人工授精。

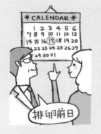

STEP 2
前一天好好休息

进行人工授精的前一天，或许会因为紧张而睡不着。为了避免出现睡眠不足的情况，可以喝少量的酒或服用安眠药、精神安定剂等来帮助睡眠。请咨询医生。

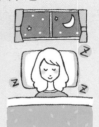

STEP 3
当天早上采集精子

男性需要禁欲4～5天后前往医院采集精子。如果不在医院采集精子，需要在精子采集后两小时之内送往医院。如果觉得这样很麻烦，也可以使用冷冻精子的方法。

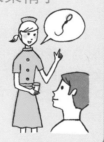

STEP 4
在医院处理精子

采集的精子会进行约一个小时的清洗和浓缩。这样更容易实现怀孕。在这期间，女性需要进行人工授精的准备。

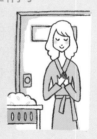

STEP 5
开始人工授精

精子准备好后，就可以开始人工授精了。女性横躺在诊断台上，将注射器插入阴道，将精子注入子宫。人工授精大概1分钟左右就结束了。

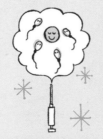

STEP 6
回家

人工授精结束后，可以步行回家。但最好在医院安静地待上20～30分钟后再回家。回家后，需要服用抗生素1～2天，防止感染。

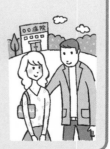

人工授精后的生活

人工授精后要避免立刻进行剧烈运动，但对日常生活并不会带来妨碍，泡澡也没关系。但不要有过度的压力，最好轻松地按照自己的节奏生活。

人工授精后或许会出现少量出血的现象，需要立刻止血。如果出血无法制止，可能会持续出现下腹部疼痛等症状，这时要立刻前往医院。

人工授精后，请每天坚持测量基础体温。如果高温期持续3周以上，则表示怀孕成功。如果没有持续这么长的时间，那么很遗憾，只能宣告失败。失败后，可以和医生一同寻找原因，并决定今后努力的方向。

人工授精的成功率

人工授精的成功率并不算高，只有5% ~ 10%左右，有的人需要进行五六次人工授精才有可能怀孕。还有些人进行了十次人工授精，却依然没能怀孕。如果进行了数次都没怀孕，也请各位不要放弃。人工授精是一种不会产生疼痛、身体负担较少、费用也比其他方式低，且患者较易接受的治疗方法。

如果精子的运动率高且女性不存在年龄问题，则可以尝试大概十次。虽然连续的失败可能会造成情绪低落，但还请各位不要着急，耐心等待下一次机会。

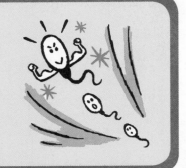

资询一下医生吧！

成功率还比自然怀孕低的

人工授精时需要将采集的精子洗净，从而使女性更容易怀孕，但其成功率却比自然怀孕还低。本来精子在子宫内游动会使受精能力提高，而人工采集的精子在子宫内游动的时间被缩短，就无法提高受精能力。这就是造成人工授精的成功率低于自然怀孕的原因。

人工授精的费用

人工授精的治疗费不能一概而论。有些人只花了 3000 日元①就解决了，有的人却花了接近 3 万日元。人工授精的手术费还要加上其他的超声波检查和排卵诱发剂的费用。一般情况一次需要花费 1 万～ 2 万日元。这样一年的花费应在 20 万日元左右，只需从每个月的收入中取出很少的部分就可以了。

进行体外受精的费用会很高。如果选择深度治疗的话，夫妻必须商量清楚时间的选择和资金的筹集。

治疗费用的例子

A 先生的情况（1 个周期）	适用保险
内诊 超声波检查（1 次）1800 日元	有
内诊 超声波检查（2 次）5000 日元	无
hMG 注射 7000 日元 ×3 次	无
人工授精 21000 日元	无
黄体荷尔蒙注射剂 1800 日元 ×3 次	无
排卵诱发剂 700 日元	有

B 先生的情况（1 个周期）	适用保险
内诊 超声波检查（1 次）1800 日元	有
内诊 超声波检查（2 次）5000 日元	无
hMG 注射 2550 日元 ×3 次	有
人工授精 18000 日元	无
黄体荷尔蒙注射剂 580 日元 ×2 次	有
排卵诱发剂 700 日元	有
中药 10000 日元	无

人工授精的年度费用

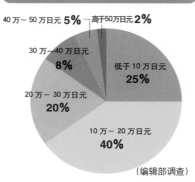

40 万～ 50 万日元 **5%** ── 高于50万日元 **2%**
30 万～40 万日元 **8%**
20 万～ 30 万日元 **20%**
10 万～ 20 万日元 **40%**
低于 10 万日元 **25%**

（编辑部调查）

小知识

人工授精的副作用

进行多次人工授精会产生副作用，引起输卵管水肿或体内出现抗精子抗体等情况。实际上，进行人工授精 10 次以上的患者中，3% ～ 10% 的人会出现抗精子抗体。

① 1 日元大概相当于人民币 0.08 元。

男女共通

自我检查

自我检查 进行症状

接受不孕不育检查后，应该接受怎样的治疗呢？"为了确定治疗方针"，请各位对自己的状态进行检查吧。

可以通过自我检查 找出治疗方法

检查项目

排卵因素	点数
月经正常	0
月经周期为 35 天以上或 20 天以下	2
有过减肥 10kg 的经验	1
有过 3 个月以上没来月经	5

输卵管因素	点数
输卵管造影检查正常	0
单边输卵管闭塞或通过情况差	1
有过衣原体感染的经历	2
有过患腹膜炎、做过腹部手术的经历	3
输卵管造影发现两侧输卵管闭塞	10

子宫、卵巢因素	点数
有子宫肌瘤	2
有卵巢囊肿	3
患有子宫内膜异位症	4
曾经做过子宫、卵巢手术	3

其他因素	点数
女性年龄在 35 岁以上	2
女性年龄在 41 岁以上	8
男性年龄在 50 岁以上	5
结婚 5 年以上	4

男性的因素（精液检查）	点数
精子数在 2000 万个以上	0
精子数在 1000 万个以上，2000 万个以下	2
精子数在 1000 万个以下	5
运动率 40% 以上	0
运动率 40% 以下	3
很难射精	2
有过性病史	1

许多为不孕不育症所困扰的人在检查结果出来后，对于今后会采取怎样的治疗而感到不安。

下一页是我独创的"决定治疗方针的诊断图"，可以利用诊断图来判断在何时、何种阶段采取怎样的治疗才最为有效。

诊断方法

A因素（女性＋其他）

其他因素
0 2 4 5 6 7 8 9 11 12 13 17

子宫·卵巢因素
0 2 3 4 5 6 7 8 9 10 12

输卵管因素
0 1 2 3 4 5 6 10 12 17 15

排卵因素
0 1 2 3 5 6 7 8

诊断例1
A因素（子宫、卵巢）…5点 B因素…1点
治疗决定线
人工授精→体外受精
进行了多次人工授精却仍然没能成功，
可以转变为体外受精

诊断例2
A因素（其他）…11点
B因素…………3点
治疗决定线
体外受精→显微授精
进行了多次体外受精却
仍然能成功，可以转
变为显微授精

检查项目　　人工授精　　体外受精　　显微授精　　治疗决定线

需要促进排卵

B因素（男子）

男性的因素
（精液检查）
0 1 2 3 4 5 6 7 8 9 10 11

在治疗不孕症的专业诊所中，有一些具有先进的治疗方法，也有部分无法实现高水平的治疗。大家可以拿着诊断图，和医生探讨最适合自己的治疗方法，请灵活应用。

检查方法

① 从检查项目中获得的因素的点数来对照132页的检查表进行确认。

② 将最大点数的A因素和B因素用直线连接，然后横切，决定时机法到显微授精的治疗决定线。

③ 以直线和治疗决定线相交的点为基础确定治疗方针。

Check

了解合适的治疗

检查表

进行了 130 ～ 131 页上的以"检查项目"
和"诊断方法"为基础的自我检查，就能一
眼看出适合自己的治疗方针。

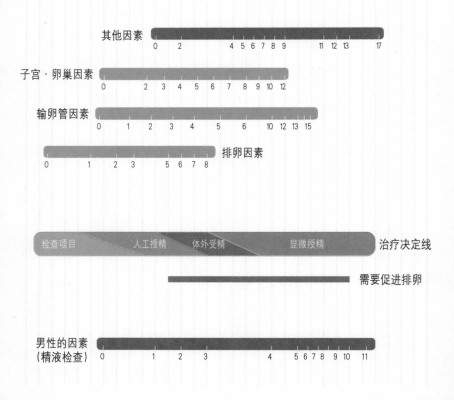

其他因素
0 2 4 5 6 7 8 9 11 12 13 17

子宫·卵巢因素
0 2 3 4 5 6 7 8 9 10 12

输卵管因素
0 1 2 3 4 5 6 10 12 13 15

排卵因素
0 1 2 3 5 6 7 8

| 检查项目 | 人工授精 | 体外受精 | 显微授精 | 治疗决定线 |

需要促进排卵

男性的因素
（精液检查）
0 1 2 3 4 5 6 7 8 9 10 11

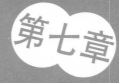

第七章

还想了解更多深度治疗

医疗技术每天都在进步。

之前不得不放弃治疗的一些症状，现在也能通过体外受精等方法实现治愈。随着深度治疗的发展，怀孕越来越能成为可能。

掌握基础知识

何谓体外受精

听到体外受精这一说法后，想必有些人『完全不明白』。

那么我们就来了解一下这是怎么回事吧。

体外受精是什么？

世界上首位通过体外受精方式诞生的婴儿出生于1978年。在这之后的30年里，人们对体外受精的了解在不断增加。即便如此，对于一般大众来说，体外受精还处于很难理解的时期。

但现在每年约有2万名通过体外受精方式诞生的婴儿。其实，体外受精并非各位所想的那样，它并不是什么特殊的疗法。

体外受精一开始需要从女性的卵巢中取出成熟的卵子，同男性体内采集的精子一起放入培养液，进行受精。受精成功后，在受精卵的状态下，让受精卵进行4次分裂至8次分裂。之后，将受精卵吸入注射器，然后注入女性子宫，让其着床。受精卵如果能顺利着床，女性就能成功怀孕。其怀孕率一般在30% ～ 35%之间。

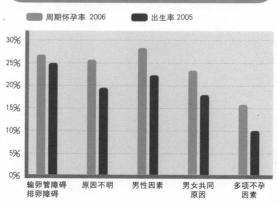

针对不同症状进行的体外受精，
显微授精的怀孕率／出生率

周期怀孕率 2006　　出生率 2005

（图表纵轴：0% 5% 10% 15% 20% 25% 30%）
（图表横轴：输卵管障碍 排卵障碍　原因不明　男性因素　男女共同原因　多项不孕因素）

体外受精的方法

使用图解的方式说明体外受精的大致流程

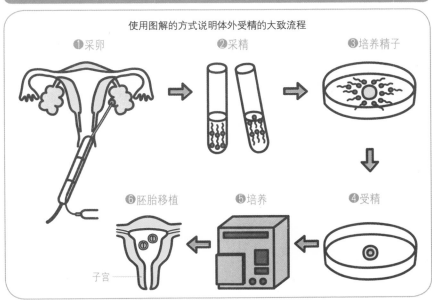

❶采卵　　❷采精　　❸培养精子

❹受精

❺培养

❻胚胎移植

子宫

受精卵分裂的情况

未受精至胚胎细胞期间受精卵分裂的流程

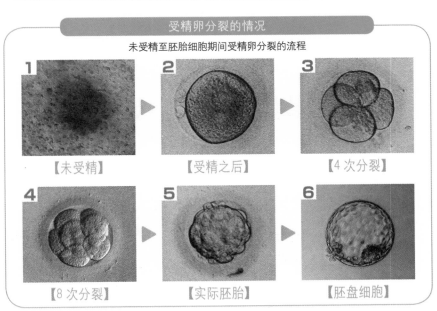

1 【未受精】

2 【受精之后】

3 【4 次分裂】

4 【8 次分裂】

5 【实际胚胎】

6 【胚盘细胞】

可以进行体外受精的条件

应该在怎样的时间按照以下步骤进行体外受精呢？

选择进行体外受精等深度治疗方式。

即使进行了人工授精，效果也不明显，则可以

接受体外受精的心理准备

随着晚婚化、女性出入社会以及对未来感到不安等情况的出现，可以说现代社会造就了一个难以怀孕的生活环境。

因为希望能尽早怀孕，所以"想要借助先进的医学力量"的人也在逐年增加。当然，反之则有人希望"怀孕这件事最好能顺其自然"，这之间存在着各种各样的冲突。

前往治疗不孕症的专业诊所，一般是为了听取医生的建议来治疗。如果药物和忠告等治疗方式无法产生效果，而人工授精也进展不顺时，医生就会建议进行体外受精。

年龄在 40 岁以下的人，体外受精的怀孕率为 35%，这是一种比较接近怀孕的方法，但仍要考虑到今后的治疗和风险，请和医生商量后再进行判断。

主要症状和可以进行体外受精的基准

【输卵管性不孕】
- 输卵管闭塞等重度的输卵管异常的情况
  →立刻进行体外受精
- 疏通输卵管 2 年，仍然没能怀孕的情况
  →立刻进行体外受精
- 输卵管手术 2 年后，仍没能怀孕的情况
  → 1 年以内进行体外受精

【排卵障碍】
- 服用了克罗米酚、hMG、hCG6 个周期还没能怀孕的情况
  → 6 个月以内进行体外受精

【男性不育】
- 运动精子数未达 100 万个的情况
  →立刻进行体外受精
- 运动精子数为 100 万个至 1000 万个，但进行不孕治疗 2 年以上的情况
  → 6 个月以内进行体外受精

【宫颈性不孕、免疫性不孕】
- 不孕治疗期 2 年以上的情况
  → 6 个月以内进行体外受精

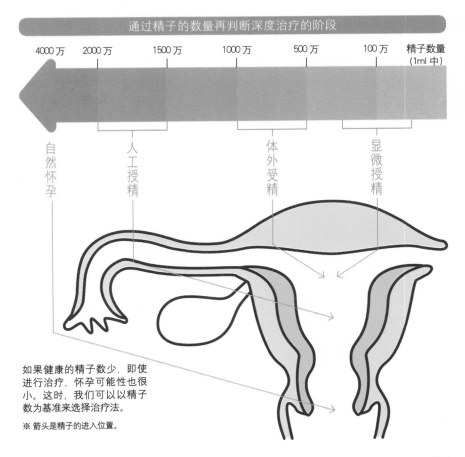

体外受精的成功率比人工授精高，但并不能立刻进行。

进行体外受精有以下条件：女性在接受人工授精 5 ～ 7 次以上仍未怀孕，输卵管闭塞，患有子宫内膜异位症或因为腹膜炎后遗症使骨盆内出现粘连；男性精子出了问题，人工授精很难成功。

但女性也会有因为年龄的因素而尽早进行体外受精的情况。女性在 38 岁之后的治疗会耗费大量时间，因此也有很多患者跳过了其他阶段，直接尝试体外受精。

进行体外受精的条件

通过精子的数量再判断深度治疗的阶段

| 4000 万 | 2000 万 | 1500 万 | 1000 万 | 500 万 | 100 万 | 精子数量 (1ml 中) |

自然怀孕

人工授精

体外受精

显微授精

如果健康的精子数少，即使进行治疗，怀孕可能性也很小。这时，我们可以以精子数为基准来选择治疗法。

※ 箭头是精子的进入位置。

137

体外受精的顺序

来确认一下流程吧

了解了应该按照怎样的流程进行体外受精，对于是否进行体外受精的判断是十分重要的。

体外受精的过程

体外受精的过程依次按照控制排卵、采卵、受精、胚胎移植的顺序进行。这个过程中一旦发生问题，就无法进展至接下来的步骤。有时及时采集了卵子，却无法受精，就无法培育出很好的受精卵。这时，又需要全部从头开始。

① 控制排卵

排卵诱发法有许多种（参照 142 页），这里我们看一下长期法（参照 143 页）的流程。

体外受精一般是以 28 天至 30 天为一个周期。前周期的第 21 天开始就进入了排卵控制期，需要服用一种名为 GnRH 促进剂的药物。为了能够让卵子的质量更好，也可以服用药片。

在月经开始的第 3 天使用排卵诱发剂，在控制排卵的同时，让卵子成熟。

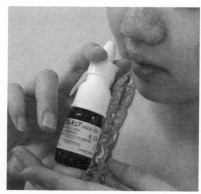

GnRH 促进剂需要用鼻子来吸。

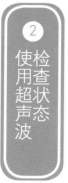

② 使用超声波检查状态

在进行诱发排卵的同时，可以通过超声波检查来测定前胞状卵细胞的状态，还可以通过采血检查来了解卵巢和垂体荷尔蒙的状态。

为了观察卵子的成熟度，在这段时间里，需要每隔1～2天就去一次医院。

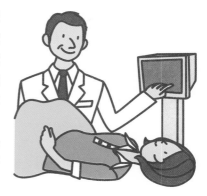

③ 卵子成熟后，注射hCG

这是进行采卵的真正的准备阶段。如果通过超声波检查发现卵子的直径达到18mm，卵子就已经成熟，可以注射排卵诱发剂hCG。在注射后36～40小时之内进行采卵。

如果下腹部出现疼痛，需要等待疼痛缓解后才能进行。

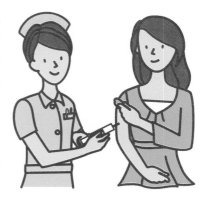

小知识　体外受精前的注意事项

男性
- 体外受精前2个月内如果出现高达38度以上的高烧，会造成精子质量下降。
- 不要泡热水澡和洗桑拿。

女性
- 体外受精期间，不要胡乱减肥。
- 请不要在一天内服用2杯以上含有咖啡因的饮品。

男女共通
- 请不要饮酒和吸烟。
- 排卵4～5天前开始到成功怀孕之前，不能进行性爱。
- 如果需要服用解热镇痛剂，请服用醋氨酚。

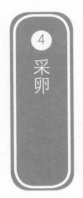

④ 采卵

采卵时会被麻醉，所以在采卵前一天晚上 10 点后，不要进食。第二天中午之前，也不能饮水，但可以泡澡。

采卵当天，女性需要做采卵准备，请在指定的时间前往医院。男性需要在医院通过手淫来采集精液，也可以在自己家里采集精液，但必须在两小时之内带去医院。精液采集结束后可以立刻回去工作。

采卵时，首先会进行全身或局部麻醉。医生会在超声波检查的同时，将采卵针伸进左右卵巢，吸出卵泡液和卵子，这会进行 10 分钟左右。

在完成采卵后，女性需要保持安静，大多数情况下，当天就可以回家。

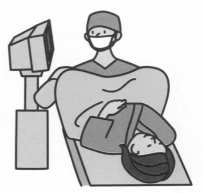

回家后，需要注意自己的身体状态。如果只是少量出血，则不需要担心。如果出血量过大，或出现发烧、下腹部剧烈疼痛的话，就需要和医生联系。必要时需要服用一些抗生素。

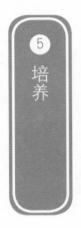

⑤ 培养

从采集的卵泡液中提取成熟的卵子，和洗净、浓缩后的精子一起培养。一般在经过温度和卫生状况管理的实验室内进行。将 1 颗成熟的卵子和大约 5 万个精子一同注入容器内，等待受精需要大约 3 ～ 12 个小时。

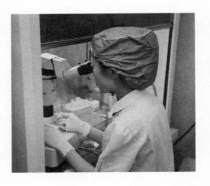

在专用的实验室内，医生或培养师将采集的成熟卵子和精子一同培养

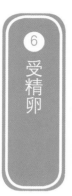

6 受精卵

确认受精后，医院会联系女方，约定将受精卵注入子宫的时间。受精卵需要经过 1 天的培养，在进行 4 ～ 8 次分裂之后移植。我们将带有被称为 fragment 的像泡子一样小细胞较少的受精卵视为优质受精卵。

虽然一般都在进行 4 次分裂至 8 次分裂的阶段进行移植，但在进行胚盘细胞移植（参照 148 页）的时候，需要等到形成胚胎的前两三天。

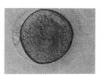

授精之后

4 次分裂

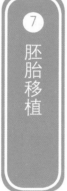

7 胚胎移植

我们从开始分裂的受精卵中选取质量较好的，将其移植入子宫内，这一过程被称为胚胎移植。

胚胎移植只需要花大约 5 分钟时间。但如果不进行麻醉，会伴随剧烈疼痛。在移植结束后，需要在医院休养约 3 个小时，才能回家。

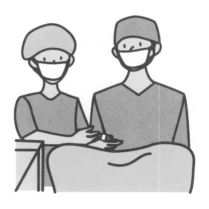

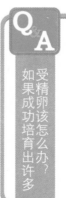

8 判定怀孕

胚胎移植两周内，可以注射雌性激素或粘贴膏药来补充黄体。为了确认状态，需要定期采血。两周后，需要同时采血和采尿，以此来判定是否怀孕。

Q&A

如果成功培育出许多受精卵该怎么办？

如果成功培育出许多受精卵，除了需要移植的部分，其余的可以进行冷冻保存。每次的体外受精，回归到子宫内的胚胎数原则上只能有一颗。到了 35 岁以上的年龄，如果前一次失败，就可以移植两颗。将剩下的受精卵冷冻，以便下次再使用。

排卵诱发法

寻找最合适的方法

刺激卵巢的方法

接下来向大家介绍四种使用排卵诱发剂刺激卵巢的方法

在进行体外受精和显微授精采卵时，需要使用排卵诱发剂。使用排卵诱发剂刺激卵巢能够使多颗发育良好的卵子被排出。

使用排卵诱发剂刺激卵巢的方法中，最具代表性的是长期法、短期法、抗体法、自然周期法（低刺激法）这四种。它们各自使用的药剂和使用周期都不相同。为了能够提高采卵的可能性，需要依照卵巢的状态、年龄以及个人的状态来选择最合适的方法。

排卵诱发法中所使用的最具代表性的药剂是控制卵泡状态的 GnRH 抗剂、帮助卵巢内卵泡成长的 hMG、促进排卵的 hCG 等。有些药剂具有副作用，详细情况请参照 156 页。

小知识 前胞状卵细胞

前胞状卵细胞是选择排卵诱发法的一个重要基准。所谓前胞状卵细胞是指在月经期，卵巢内被确认直径为 0.2mm 的小细胞，可以通过超声波检查确认其状态。体外受精的周期以及之前的周期有多少个前胞状卵细胞，它们又是处于怎样的状态，这些都会促使排卵诱发法的改变。

长期法

最普通的方法

体外受精的前周期到控制排卵开始期间

适用于长期法的人

- 37 岁以下
- 第一次接受体外受精
- 前胞状卵细胞 8 颗以上
- 卵巢刺激的反应良好

目前,大部分医院所实施的排卵诱发法都是长期法。

在实施长期法时，为了培育并收集质量较好的卵子，从进行体外受精预定周期之前的一个周期开始就可以服用药物了。之后，从前周期的高温期开始，可以用鼻子闻 GnRH 抗剂的制剂。通过刺激卵巢，抑制卵泡刺激素和黄体生成素的分泌。

进入体外受精周期，在月经的第 1 天至第 3 天里，需要通过超声波检查来确认前胞状卵细胞的数量和大小，还要进行采血检查。依据检查结果，决定每次 hMG 的注射量。月经的第 3 天开始注射 hMG，需要定期注射。如果有 2 颗以上的卵泡成熟至 16 ～ 18 mm，就注射 hCG。注射完大约 38 小时后采卵。

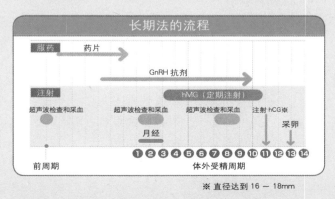

长期法的流程

※ 直径达到 16 ～ 18mm

短期法

只需较短时间就能完成。由于从受精周期就开始刺激卵巢，

使用 GnRH 抗剂后，会大量分泌促性腺激素。短期法则是利用这一现象，在短时间内培育卵泡。由于培育期间较短，药物的用量也较少，但反之，由于分泌了大量的黄体生成素，卵泡的质量有可能不高。

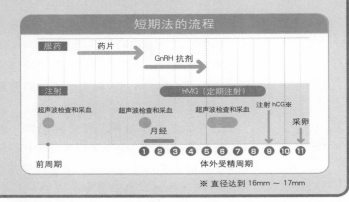

短期法的流程

※ 直径达到 16mm ～ 17mm

自然周期法〔低刺激法〕

自然周期内的体外受精以服药为周期，实现在

适用自然周期法的人

● 年龄 40 岁以上

● 其他方法失败

● 前胞状卵细胞 3 颗以下

● 卵巢功能低下

自然周期法是以服用克罗米酚为主的方法。为了卵泡的发育，有时候需要进行两三次注射。这种方法会将带给卵泡的负担抑制在最小限度，重要的是培育出数颗卵泡。这也是一种

抗体法

使用效果较强的GnRH抗剂

的方法

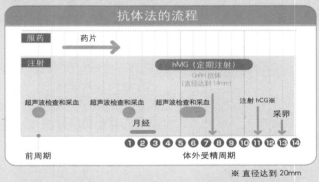

适用抗体法的人

- 长期法失败
- 无法使用 OHSS（参照 149 页）
- 前胞状卵细胞 7 颗以下
- 患有多囊卵巢综合征的人

作为 GnRH 抗剂的替代品，使用 GnRH 抗体的方法。由于 hMG 的投放量较少，对卵巢造成的损伤也较小。此外，在进行皮下注射时会伴随疼痛感，产生效果的时间比 GnRH 抗剂长，大概会持续 30 分钟。

抗体法的流程

服药	药片

注射　hMG（定期注射）
GnRH 抗体（直径达到 14mm）

超声波检查和采血　超声波检查和采血　超声波检查和采血　注射 hCG※

月经　采卵

❶❷❸❹❺❻❼❽❾❿⓫⓬⓭⓮

前周期　体外受精周期

※ 直径达到 20mm

经济负担较小的方法。

该方法可以通过超声波检查来确认卵泡的成长状况和荷尔蒙值，是一种能够决定合适排卵日的方法。

当然还有完全不使用药物，通过自然排卵来采卵的方法。

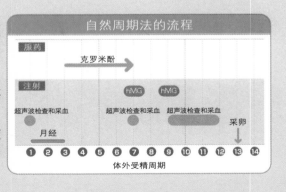

自然周期法的流程

服药	克罗米酚

注射　hMG　hMG

超声波检查和采血　超声波检查和采血　超声波检查和采血

月经　采卵

❶❷❸❹❺❻❼❽❾❿⓫⓬⓭⓮

体外受精周期

显微授精

如果体外受精没有效果的话

这是一种比体外受精更加人工的方法，成功受精前的步骤都是在显微镜下进行。

希望进行显微授精的例子

因为无精子症、乏精子症或者其他原因不明的受精障碍导致进行体外受精无法获得受精卵时，显微授精就成为另一种可供选择的手段。

仅仅是在 2002 年，就出生了 5500 名通过显微授精方式诞生的婴儿。在深度不孕治疗所诞生的孩子中，其比例达到了36%。有许多患者在体外受精无法获得效果的时候，通过显微授精的方式，实现了自己的梦想。

在进行体外受精时，1 颗卵子需要对应 10 万颗以上的精子。如果男性的精子数少于 10 万的话，只要通过显微授精的方式，使 1 颗卵子对应 1 颗精子就可以了。此外，如果夫妻任何一方持有抗精子抗体的话，也可以采用显微授精的方法。对于那些精液中完全没有精子的男性，也可以从睾丸中提取精子或精子细胞，从而实现授精。

小知识

IMSI（受精）法

ICSI 法是在观察精子的时候，将大小扩大 400 倍来选出精子。但是，这种方法只能确定精子的形状，无法确定精子的内部构造。

所以便出现了新的方法——IMSI 法。IMSI 法可以将精子大小扩大至 1000 倍，能够对精子头部的内部构造进行观察，以便选出更好的精子。

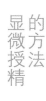

显微授精的方法

目前一般的显微授精法是 ICSI 法（卵子细胞质内精子注入法），基本的过程和体外受精大体相同，但采卵的流程和受精的过程存在一些差异。

采卵的流程会根据丈夫精子的状态而发生改变。如果精液中存在运动精子的话，就只需要结合妻子的采卵流程，在医疗机构进行采集；但如果患有无精子症的话，TESE（睾丸精子采集法）对精子的回收率只有三成左右，为了不让卵子被浪费，需要事先回收精子，将回收后的精子进行冷冻保存，再采集卵子。

和体外受精的不同之处在于受精的过程。显微授精是在受精前，由医生或培养师选出一颗正常的精子，然后用像吸管一样的注入器逮住精子的尾部，将精子吸入注入器中。这种和被称为"不动化"的过程相比，能向精子注入更多使卵子活性化的物质，让受精变得更容易。然后再将精子注入被固定的卵子的细胞质中，显微授精就结束了。受精后的胚胎移植过程和体外受精一样。

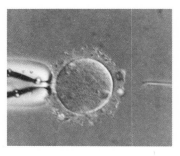

显微授精中，使用专用的吸管，将精子注入卵子内。

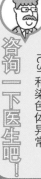

咨询一下医生吧！ ICSI 和染色体异常

通过 ICSI 怀孕的人，需要在初期接受染色体异常检查。检查结果表明，和一般的怀孕相比，通过这种方式怀孕，染色体出现异常的概率较高。一般怀孕的异常率在 0.2% 以下，而 ICSI 的异常率超过了 90.8%。

如果是生男孩的话，显微授精的遗传率就会较高，孩子有可能患有和丈夫一样的造精功能障碍。受精时，医生虽然会选择看上去没有异常的精子，但由于精子数较少，能够进行选择的范围也就小了。在进行显微授精时，需要将这些风险方面的担心和医生充分交流，并且夫妻要相互沟通。

胚盘细胞移植

在体外培养、移植

受精卵和体外受精不一样，需要发育成胚盘细胞后再进行移植。

胚盘细胞移植的优点和风险

体外受精时，通常是在采卵后的第二天或第三天，在受精卵处于初期胚胎阶段时进行移植，而胚盘细胞移植是在采卵后的第五天或第六天，在受精卵发育成胚盘细胞的阶段进行移植。

自然怀孕时，受精卵也是在发育成胚盘细胞的阶段到达子宫，所以胚盘细胞移植是一种在时间上最接近于自然怀孕的移植。因此，和一般的初期胚胎移植相比，这种方法的着床率较高。如果子宫环境不好，即使移植了健康的初期胚胎，仍然可能不会怀孕，所以胚盘细胞移植的效果就更为明显了。

但胚盘细胞移植仍然存在风险。受精卵成功发育至胚盘细胞的比例为 60% 左右，算是很低了，而且胚盘移植过程中出现中断的情况也很多。还有可能生育出共享一个胎盘的双胞胎。此外，由于培养周期较长，要求医疗机构具备高超的培养技术。

小知识 二阶段胚胎移植

胚胎移植分为两次进行的方法就被称为二阶段移植。首先将在体外受精时成功受精的 1 至 2 个受精卵在初期胚胎的阶段进行移植。在进行第 1 次移植时，会向母体发出信号，将子宫内膜调整至比较容易着床的状态。当受精卵成长至胚盘细胞阶段时，再进行第 2 次移植，这样就能提高着床率和怀孕率。

Check

需要预先了解的危险
体外受精的风险

体外受精伴随有风险。
在有此觉悟的基础上进行治疗吧。

体外受精和自然受孕的相同点

流产、死产

胎儿在怀孕 22 周前死亡就被称为流产。在这之后，胎儿在子宫内死亡的情况，就是死产。

流产、死产的发生率占怀孕的 10% 左右。即便是体外受精也不会改变这个比例。

胞状奇胎

构成胎盘和卵膜的绒毛组织没有正常发育，出现了像水袋一样的胞状。这种发病率在 0.2% 左右，体外受精并不会改变这个比例。

体外受精的特点

多胞胎怀孕

母亲的胎内同时怀上 2 个以上孩子的怀孕症状被称为多胞胎怀孕。多胎怀孕除了容易引发流产、早产外，还可能生育出体重较轻的婴儿。

宫外孕

受精卵在子宫以外的部分着床的症状被称为宫外孕。移植时，胚胎向输卵管过于靠近或进行体外受精的女性的输卵管状态不好时，就容易引起这一症状。

其他风险

体外受精所特有的风险除了上述以外，治疗过程中使用药物和麻醉也会带来副作用（参照 156 页），采卵时也可能会出血、感染，造成卵巢过度刺激综合征。

小知识 卵巢过度刺激综合征（OHSS）

使用排卵诱发剂具有促进卵巢内卵泡生长的效果。这时，被称为雌性激素的荷尔蒙的分泌量开始增多，卵巢会变得肿胀肥大，胸部和腹部会出现积水的症状。这就是所谓的 OHSS。使用完排卵诱发剂后，如果腹部仍感到发胀并出现强烈的呕吐现象，这时就可能出现了 OHSS。

虽然说过量使用 hMG 和 hCG 等荷尔蒙药剂的女性中，大约 15% 都会出现 OHSS，但可以通过对卵泡数量和荷尔蒙的数值进行测定和控制来防止这一情况发生。

如果发病，基本以自然治愈为主；如果出现重度情况，则需要入院治疗。

非配偶间人工授精

使用由第三方提供的精子进行人工授精就被称为 AID
（非配偶间人工授精）。

　　相信许多人一听到人工授精，脑海中所浮现出的就是使用丈夫的精子进行 AIH（配偶间人工授精）吧。其实还有一种使用第三方男性提供的精液，进行 AID（非配偶间人工授精）的方法。

　　AID 所使用的精子，必须在严格的管理下匿名提供。当然所提供的精子需要接受检查，以确认是否存在 HIV、肝炎以及其他传染病。在日本，以营利为目的提供精子的行为是被禁止的，所以夫妇无法选择精子提供者。当然医生可以在选择时考虑到夫妇血型方面的隐私。

　　在日本过去的审判例子中，通过 AID 出生的孩子被视为丈夫的孩子。但从遗传学方面来看，他其实并不是丈夫的孩子。从家庭角度，必须要考虑到这些问题，还需要考虑伦理上是否能被理解，生出来的孩子是否应该得知自己的出生方式。最近，随着技术的进步，无精子症的患者也可以通过睾丸精子采集法（TESE）和显微授精的方法实现怀孕。因此，在决定选择进行 AID 前，请和医生充分交流。

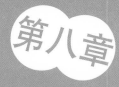

第八章

在进行不孕不育治疗时,该怎么做?

进行不孕不育治疗的费用和时间是多少?
应该怎样做才能怀孕?
接下来就消除您的疑问和烦恼。

治疗期为多长

不孕不育治疗会持续很久吗?

现在就向大家介绍一个目标期间。

很容易就造成长时间治疗的不孕治疗到底需要持续多长时间?

以两年为目标

之前已经对不孕不育治疗进行了说明,但由于造成不孕不育的原因非常复杂,所以治疗也很难一帆风顺。在现代医学中,还存在许多未解之谜,因此会出现明明接受了治疗,但仍然无法怀孕的情况。

能否怀孕这一结果也是很难判断的,所以医生不会明确地告诉你能够100％地实现怀孕。

怀孕依靠的是每月一次的排卵,所以一年的机会也只有十二次,即使每月都进行挑战,也未必就会获得成果。因此运气也是一个很重要的因素。正是因为这样的原因才造成了不孕治疗的长期化。

如果需要考虑一个中止治疗的期限,最好是在开始治疗后的第三年最为妥当。因为经过两年的尝试,基本已经进行完全部的检查和治疗了,有些人会有强烈的紧迫感,这时最好休息一段时间。

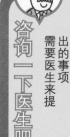

咨询一下医生吧!

需要医生来提出的事项

经历了很长的时期却仍然没有结果,就需要考虑让患者停止治疗一段时期。这时,医生会提议"休息半年吧"。但这并不意味着放弃治疗,而是为了让患者身心放松,再次迎接挑战。

转换心情非常重要

"这次再不行的话，就算了吧。"如果带着这种想法接受治疗，那么注定会失败。但仍然有人会想"说不定下次就能成功"，仍然有一直想着"下次能成、下次能成"而坚持接受治疗的人。好的心态对成功受孕很有帮助。

治疗期间的休息是非常重要的。通过一段时间的休息，停止去医院，转换一下心情后，成功怀孕的人也不少。还可以中止第一次治疗，数年后再进行尝试。

在不被施加压力且心情开朗的情况下，身体的情况也能得到好转。所以，如果觉得烦恼，就转换一下心情吧。

长期化的情况

休息或停止不孕治疗的理由

●**年龄的问题**

持续进行长期治疗的人必须直面的就是年龄问题。随着年龄的增长，怀孕率会下降，还会出现"现在如果生了小孩，等到小孩 20 岁的时候，我自己有多大了？"这样的问题。

●**经济方面的原因**

不孕不育治疗并不是免费治疗。虽然想要坚持接受治疗，但有些人也会因为没有存款，而使经济情况变得严峻，也就会出现因为缺钱而导致一段时间治疗中断的情况。

●**身心的问题**

我们常听说因为治疗变得长期化而使自己身心俱疲的情况。另外，治疗会结合药物进行，也会对身体造成一定的影响。

长期化后的转换方法

●**改变医院**

不孕不育治疗的方法有很多种，也可能出现负责医生的治疗方针并不合适的情况，或者单纯是医生的态度不好。这时候就需要考虑转换医院了。

●**改变生活环境**

辞掉工作或进行不会增加负担的劳动，可以改变生活环境。还可以通过增加一些兴趣爱好来转变心情，这也是十分有意义的。

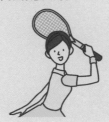

告诉你一些药物的知识

来掌握好相关知识吧

处方药可能会带来的一些副作用。
需要注意停止排卵或诱发排卵所使用的

药物的效果

关于药物的副作用，大家已经在各种场合有所了解了，因此许多人都尽可能不使用药物。虽然现在需要在听取医生的治疗说明后才采取治疗，但目前仍然是一个医生进行了说明、患者不完全明白，所以坚持使用药物的时代。

实际上，在治疗不孕的过程中，药物的副作用可能会造成卵巢过度刺激综合征（OHSS）和多胎怀孕等情况。

但如果是完全没有排卵的人，就只能通过服用排卵诱发剂来促进定期排卵。相反，如果使用药物来终止排卵，仍然可以防止病情恶化。

在现代的不孕治疗中，药物是必不可少的。和医生仔细商量，了解了关于药物副作用的知识后，再使用药物吧。

药物结合的方法

有许多人知道药物存在一定的疗效，但仍然觉得可怕。然而患者并不能从一开始就能决定不服用药物，需要在和医生充分交流的基础上，结合症状来改变药物服用的习惯。

那么接下来就介绍一下和药物结合的重点。

和药物结合的 3 个重点

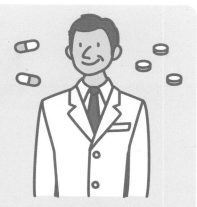

① 遵照医生处方的指示

有些人会因为身体状况不好，而随意增减药物的用量，这是严格禁止的。通过自己的判断来调整药物的分量是错误的，这会导致医生无法对症状进行正确判断，还会给身体带来意想不到的恶劣影响。患者必须依照规定的时间和药量来服药。如果想要改变用量，需要咨询医生，获得同意后再改变。

② 将身体状况的变化报告给医生

服用药物后，如果身体状况发生变化，即使一些小变化，也要及时报告给医生。因为副作用因人而异，医生必须依照患者自己的报告来制订计划。如果感觉到痛苦而无法服药，可以向医生进行说明，申请停止服药。

③ 需要保持轻松的心情

之前明明没有什么问题，但通过电视和书籍知道了药物的副作用后，状况就变得不好了。这是因为精神方面的因素而使身体状况变差。不要让自己变得敏感，而应保持轻松的心情，这在不孕治疗中是非常重要的。

小知识　多胎怀孕

使用排卵诱发剂，导致排出多颗卵子，造成一次怀上两个以上小孩的怀孕情况就是多胎怀孕。近年来，随着体外受精的实施数量增加，多胎怀孕的情况也出现激增。其中最大的影响是会给母亲的身体带来极大负担，除了增加流产和死胎的可能性外，生下来的孩子也可能会留下后遗症。

因此，为了防止出现多胎怀孕，日本妇产科学会提出了见解。在进行胚胎移植的时候，原则上只能移植一个胚胎，35 岁以上的妇女或持续两次没能成功怀孕的女性可以移植两个胚胎。另外，医生必须告知对方已将未移植的胚胎进行了冷冻保存。

不孕不育治疗使用的药物

现在就向大家介绍一下在不孕不育治疗中使用的代表性药物。
大家需要和医生加强交流，找出最合适的药物。

药剂名	效果	副作用
环丙胺	可以诱发排卵和促进宫颈管黏液分泌，能够加厚子宫内膜厚度的口服药。和克罗米酚相比，效果较弱，多在初期治疗时使用。	虽然几乎没有副作用，但偶尔会出现头痛、眼花、消化器官症状、肝病、发疱疹等，还可能引起 OHSS。
克罗米酚	具有诱发排卵、改善黄体功能不全的效果。可以提高排卵率的口服药。	视力会出现异常，腹部会有疼痛，乳房感到不适，头晕，出现 OHSS。
hMG	具有促进卵巢内卵泡成长的效果，是卵泡刺激素。可以进行注射。在进行人工授精、体外受精时使用。	注射处会出现肌肉疼痛和过敏症状，重症时卵巢会破裂，出现脑梗死、呼吸困难、肺水肿，还可能引起 OHSS。
hCG	具有促进卵巢内卵泡成长的效果，是卵泡刺激素。可以进行注射。在进行人工授精、体外受精时使用。	注射处会出现肌肉疼痛和过敏症状，重症时卵巢会破裂，出现脑梗死、呼吸困难、肺水肿，还可能引起 OHSS。
GnRH 抗剂	在进行体外受精、显微授精时，用于调节排卵。在治疗子宫内膜异位症时使用。	会出现眼花、头晕等与更年期障碍时的相同症状。但体外受精时如果短期服用，则不会出现这些症状。

（接上表）

药剂名	效果	副作用
溴隐亭	治疗高泌乳素血症时的口服药，对催乳激素的分泌有抑制作用。	可能引起消化器官异常、恶心、眼花。
黄体荷尔蒙	也被称为孕甾酮，黄体荷尔蒙的口服药。在治疗黄体功能不全和无月经症时使用。	会使胃等消化器官出现不良症状。可能会引起肝功能障碍，需要注意。

其他药物

使用排卵诱发剂能够抑制 LH 荷尔蒙分泌，而西曲瑞克能够造成排卵困难。

二甲双胍是治疗糖尿病的药物，但也在治疗多囊卵巢综合征时使用。

芳香化酶抑制剂在停经后治疗乳癌时使用，但具有促进卵巢刺激荷尔蒙分泌，预防多胎的效果。

卵泡激素可以促进单一细胞发育，是一种能够降低多胎怀孕和卵巢过度刺激综合征风险的荷尔蒙制剂。

小知识　克罗米酚抗体

在进行 AIH 时，克罗米酚会诱发排卵，在每个排卵周期，怀孕率能接近 10%。虽然克罗米酚对于治疗不孕症非常有效，但仍有些人即使持有克罗米酚抗体也会有无法排卵的情况。许多患有多囊卵巢综合征的人都持有克罗米酚抗体，可以服用一些改善药物。

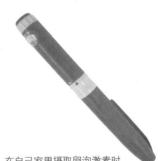

在自己家里摄取卵泡激素时必须使用卵泡激素笔。

不孕不育治疗和金钱

了解一下具体费用吧

下面就用Q＆A的形式来消除您的不安吧。
『不孕不育治疗需要花花多少钱？』『保险能够报销吗？』

Q 有什么差别？不同的医院，费用

A 　　产生费用差异的一个重要原因是不同医院的保险适用范围不同。同样的检查是否能够在保险费里报销，各家医院是不相同的。作为患者一方，必须尽早查询清楚。

　　第二个原因是，医院的设施和医疗用具的水平也会产生差异。因为能够提供较高水平的医疗服务，价格也就稍微高一些。但并不是价高的医院治疗就一定好，需要自己选择适合自己的医院。

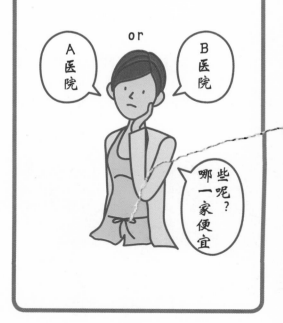

Q 请告诉我一些可以使用保险的治疗

A 不孕不育治疗中，有些可以使用保险，有些不能使用。在检查阶段，荷尔蒙检查和衣原体抗体检查以及输卵管造影检查等是可以使用保险的。

时机法的阴道超声波检查时，需要使用排卵诱发剂且每个月要进行三次检查，可以使用保险。但如果不使用药物，费用就需要自己承担。

男性进行精液检查、睾丸超声波检查、荷尔蒙检查时可以使用保险。但染色体检查、抗精子抗体检查就不在保险的范围内了。

人工授精和体外受精等深度不孕治疗，不管治疗费用有多高，都不属于保险对象。

Q 请告诉我一下医疗费的补助制度

A 不孕不育治疗的医疗费补助制度是指高额疗养费支付制度和特定不孕治疗费用资助制度（参照 164 页）。

高额疗养费支付制度是指在保险诊疗中，超过了自己负担的限额时，可以申请要求超额部分由国家支付的制度。如果自己负担的限额需要根据收入和家庭成员构成发生变化，需要咨询社会保险厅。

此外，高额疗养费没有达到自己的负担额时，可以在同一个月、同一家人中的两人，在两家以上的医疗机构花费。如果分别超过 2.1 万日元，就必须支付超出自己负担限额的部分。

Q 确定申告的金额可以返还是真的吗？

A 一年内医疗费超过 10 万日元时，可以通过确定申告的方法以税金的方式返还。这里所说的医疗费不仅是指检查费、诊疗费和药费，还包括交通费。请保留发票。

确定申告的截止日期是在每年的 3 月 15 日前后。需要注意的是，治疗是按照年为单位计算。比如 9 月开始治疗，到第二年 9 月为一年，那么就需要以 9 月至 12 月、第二年的 1 月至 9 月为形式进行区分。如果期间医疗费分别为 10 万日元以下，就不会返还费用。

对实际流程进行彻底验证
你需要花多少钱？

　　根据医院的不同，适用保险的范围也有差异，价格设定存在差异是进行不孕治疗存在的实际情况。那么接下来，就依照不孕治疗的不同症状以及实际需要花费的金额进行介绍。这些费用仅供参考。

CASE 1

时机法

被诊断为无排卵的 A 女士（31 岁）的情况
● 就诊医院：私立综合医院　● 保险自己负担的比例：三成

　　结婚三年了却依然没有怀孕，所以去附近的私立医院做了检查，结果被判断为无排卵。在注射排卵诱发剂的同时，接受性爱时机的指导，半年后怀孕。

费用一览			
诊察项目	检查·治疗单价×次数	保险·自费	合计
初诊费	810 日元	保险	810 日元
再诊费	350 日元 X20 次	保险	7000 日元
荷尔蒙注射	1140 日元 X7 次	保险	7980 日元
荷尔蒙负荷测试	25000X1 次	自费	25000 日元
精液检查	5500 日元 X1 次	自费	5500 日元
排卵诱发剂注射（卵泡激素 150 单位）	2250 日元 X7 次	保险	15750 日元
超声波检查	1800 日元 X3 次	保险	5400 日元
宫颈管黏液检查	700 日元 X7 次	保险	4900 日元
子宫输卵管造影检查	7000 日元 X1 次	保险	7000 日元
黄体荷尔蒙注射	380 日元 X17 次	保险	6460 日元
		怀孕前合计	85800 日元

※ 时机法的一个周期费用大约在 5000 日元～ 2 万日元之间。

CASE 2
人工授精

丈夫被诊断为患有精子减少症的 B 女士
（40 岁，丈夫 40 岁）
● 就诊医院：公立医院
● 保险自己负担比例：三成

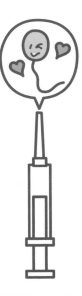

　　因为结婚时已经 37 岁，很迟了，所以从年龄上考虑想立刻要小孩，但总是不能怀孕。于是前往公立医院做了检查，诊断出丈夫患有精子减少症。因为年龄的问题，所以立刻进行了人工授精。从初诊到现在已经治疗一年了，现在开始考虑进行人工授精。

费用一览

诊察项目	检查·治疗单价×次数	保险·自费	合计
初诊费	810 日元	保险	810 日元
再诊费	350 日元×4 次	保险	1400 日元
通气检查	6600 日元×1 次	自费	6600 日元
性交后试验	520 日元×1 次	保险	520 日元
孕甾酮测定	1140 日元×1 次	保险	1140 日元
精液检查	4000 日元×1 次	自费	4000 日元
人工授精	15000 日元×4 次	自费	60000 日元
宫颈管黏液检查	700 日元×4 次	保险	2800 日元
子宫输卵管造影检查	5000 日元×1 次	自费	5000 日元
		怀孕前合计	82270 日元

※ 人工授精的金额每次在 1 万日元～ 2 万日元之间。

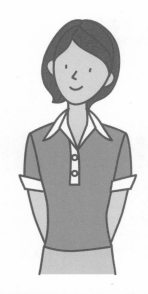

CASE 3

体外受精

丈夫被诊断为精子无力症的 C 女士
(34 岁，丈夫 35 岁)
● 就诊医院：不孕不育专业诊所
● 保险自己负担比例：三成

　　在 20 多岁的时候，丈夫和我都热衷于工作，进行了避孕。过了 30 岁才开始想要小孩，虽然停止了避孕，却始终无法怀孕。于是前往不孕不育治疗的专业医院接受了检查，丈夫被诊断为精子无力症。进行了三次体外受精治疗后，最终怀孕。

费用一览			
诊察项目	检查·治疗单价 X 次数	保险·自费	合计
初诊费	3330 日元	自费	3300 日元
排卵诱发剂	6900 日元 X20 次	自费	138000 日元
精子冻结	10000 日元 X3 次	自费	30000 日元
胚胎移植	430000 日元 X3 次	自费	1290000 日元
尿液检查 心电图检查	10000 日元 X1 次	保险	10000 日元
体外受精后的黄体荷尔蒙注射 (hCG5000 单位)	380 日元 X37 次	保险	14060 日元
※ 隶属医院系统，没有再诊费。		怀孕前合计	1485360 日元

※ 体外受精的费用大概为 1 次在 30 万日元～ 50 万日元之间。

CASE 4
显微授精

丈夫被诊断为精子不动症的 D 女士
（31 岁，丈夫 31 岁）
● 接诊医院：不孕不育专业诊所
● 保险自己负担的比例：三成

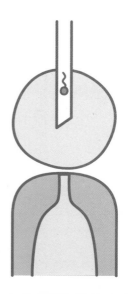

　　我们夫妇希望能在 30 岁之前有小孩，却始终无法怀孕。于是前往不孕不育专业诊所做了检查，丈夫被诊断为精子不动症。医生建议我们进行显微授精，虽然进行了两次，但仍然没有怀孕，我开始和丈夫商量之后的显微授精的费用问题了。

费用一览			
诊察项目	检查·治疗单价 X 次数	保险·自费	合计
初诊费	810 日元	保险	810 日元
再诊费	350 日元 X20 次	保险	7000 日元
hMG150 单位注射	5250 日元 X10 次	自费	52500 日元
精液检查 怀孕检查	4000 日元 X1 次	自费	4000 日元
精子冻结	7000 日元 X2 次	保险	14000 日元
胚胎移植 （显微授精）	530000 日元 X2 次	保险	1060000 日元
		怀孕前合计	1138310 日元

※ 一般情况下，显微授精的治疗费是在体外受精的治疗费基础上加 5 万日元。

特定不孕不育治疗费用赞助制度

可以减轻经济负担的制度

动省和自治团体申请支援的制度。
进行特定治疗所花费的费用，可以向厚生劳

一种制度？
这是怎样的

特定不孕治疗费赞助制度就是提供给有"虽然很想接受不孕治疗，但金钱……"这方面困难人士的一种制度。作为少子化对策中的一环，这是厚生劳动省和地方自治团体一起协作的制度，如果能够良好利用，就能够减轻家里的负担。

原本是保险对象外的"体外受精和显微授精"在这些制度中属于申请范围内。这是一种以各都道府县、指定城市和中心城市为主体实施的国家制度，虽然大体内容是一样的，但申请方法和申请期限根据自治团体不同而存在差异，必须要注意确认。此外，还有一些城市会在下列内容中再加上一些扶助金。

从体外受精花费的金额来看，这项制度的赞助金额仍然不足。但患者自身如果能够有效利用，预算还有可能进一步削减。所以希望大家能积极利用。

厚生劳动省的制度概要

●作为对象的治疗法	体外受精和显微授精
●帮助的对象者	采取了特定不孕治疗之外的治疗方法，却无法怀孕或被医生判定为怀孕概率极低的夫妇
●支付内容	每年支付上限为 10 万日元，在两年期内，支付 5 年的费用
●所得限制额	730 万日元以下（夫妻合计的所得收入）
●指定医疗机构	项目实施主体必须是指定的医疗机构

主要地方自治体的赞助金概要

基本的赞助内容主要根据厚生劳动省的概要为基础，但各自治团体间仍然存在差异。这里没有介绍到的都道府县、政府指定城市、中心城市也可能存在赞助项目，请向当地自治团体咨询。

地方自治体名	赞助制度名	咨询窗口	电话
北海道 （札幌市除外）	北海道特定不孕治疗费赞助项目	北海道保健福利部儿童未来推进局支援集团	011－231－4111
宫城县 （仙台市除外）	宫城县特定不孕治疗费赞助项目	宫城县保健福利部儿童家庭课母子支援班	022－211－2633
茨城县	茨城县不孕治疗费赞助项目	茨城县保健福利部儿童家庭课儿童养育・母子保健集团	029－301－3257
琦玉县 （琦玉市以及川越市除外）	琦玉县不孕治疗费赞助项目	琦玉县保健医疗部健康支援课母子保险担当	048－830－3561
东京都	东京都特定不孕治疗费赞助项目	东京都少子社会对策部儿童医疗科	03－5320－4375
千叶县 （千叶市、船桥市、柏市除外）	千叶县特定不孕治疗费赞助项目	千叶县健康福利部儿童家庭课儿童家庭支援室 母子保健担当	043－223－2329
神奈川县 （横滨市、川崎市、横须贺市、相模原市除外）	神奈川县特定不孕治疗费赞助项目	神奈川县保健福利部健康增进课保健营养牙科班	045－210－4786
新潟县	特定不孕治疗费赞助项目	新潟县福利保健部健康对策课母子保健系	025－280－5197
爱知县 （名古屋市、丰桥市、冈崎市、丰田市除外）	特定不孕治疗费赞助项目	爱知县健康福利部儿童家庭课	052－954－6283
京都市	京都市特定不孕治疗费赞助项目	京都市保健福利局保健卫生推进室保健医疗课	075－222－3420
大阪府 （大阪市、堺市、高槻市、东大阪市除外）	大阪府特定不孕治疗费赞助项目	大阪府健康福利部保健医疗室健康课母子集团	06－6944－6698
广岛县 （广岛市以及福山市除外）	广岛县不孕治疗支援项目	广岛县健康福利局保健医疗部健康对策课健康增进室	082－513－3175
高知县	高知县特定不孕治疗费赞助项目	高知县健康福利部健康课	088－823－9678
福冈市	福冈市特定不孕治疗费赞助制度	福冈市儿童未来局儿童部儿童家庭课	092－711－4238
冲绳县	冲绳县特定不孕治疗费赞助项目	冲绳县福利保健部健康增进课	098－866－2209

面对压力

以乐观的姿态迎接治疗

不要输给压力

这不仅给心理还会给身体带来不好的影响。想要小孩的愿望越强烈，所承受的压力就越大，

老是怀不上小孩，为了怀孕做了各项检查，也尝试了许多民间疗法，但仍然没有效果。大家或许会想："为什么只有我是这个样子？"很容易自我责备。

有些时候，还会因为受到周围人的期待而产生焦躁的情绪。但如果一直这样持续下去，会在不知不觉中给自己带来巨大压力。

虽然常听别人说："本来放弃了怀孕，停止了治疗，却又成功怀孕了。"或许这正是由于之前的压力，导致身体状况不佳所引起的。

人的心理和身体是紧密联系在一起的，如果心理感受到了强烈的压力，身体的某处就会出现异常。因此，保持心理健康是实现怀孕的捷径。

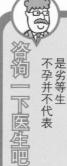

咨询一下医生吧！

不孕并不代表是劣等生

怀孕原本就是"被授予"的事情。因此，即使不能怀孕，也不代表女性没做好自己的本分，因为还有可能是男性造成的，没有必要心情不畅。请保持自信，接受治疗。因为医疗技术每天都在进步，千万不要放弃。

有许多人会因为始终没能怀孕而在意周围的目光。比如父母会问："还没怀上小孩吗？"婆婆也很想抱孙子……还有许多人会因为"那个人比我晚结婚，却先我一步怀上了孩子"而情绪低落。

最好不要在意周围人的看法。越急越会产生压力，就会陷入更难怀孕的状态。

需要持有"我就是我"的自我意识，再寻找一位可以理解自己的对象，并积极地投入到造人活动中。

不要在意周围的言语

应对压力的好方法

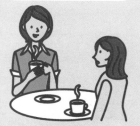

寻找朋友

和有同样烦恼的朋友多交谈，有了能够理解自己烦恼的人，就能让心情放轻松。

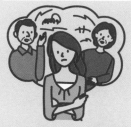

不要在意周围的意见

或许父母和婆婆都很期待自己怀孕，但重要的是要构筑起能够对抗周围意见的强大精神力量。

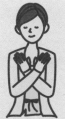

不要过于努力

必须再努力一点……千万不能有这样的想法。对自我的肯定非常重要。

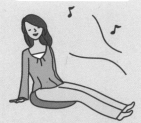

自我放松

最好给自己制造一些无所事事的时间，放松自己，让身体休息，心灵也能得到放松。

性功能障碍和不孕不育治疗

心理问题也是造成不孕不育的原因

能障碍』一样，如果减轻心理负担，就能得到改善。强大的压力不仅会对心理还会对身体产生影响。就像『性功

孕不育的原因压力也会成为不

虽然有许多人认为不孕不育是因为身体结构出现了问题，但心理和身体有着紧密的联系，因此，心理问题也有可能成为导致不孕不育的原因。当感受到压力后，大脑的神经细胞会受到刺激，荷尔蒙的平衡会被破坏。我们常听说"因为工作太忙，月经停止了"，这就是压力症状的表现。

男性的症状

ED（勃起障碍）

虽然在手淫时会勃起，在性爱时却无法勃起或者无法保持持续勃起的状态就被称为ED（勃起障碍）。原因可以从身心两方面来考虑，但基本都是由压力等心理原因引起的。

治疗时最重要的是夫妻双方相互交流，消除不安，营造出能够集中精力进行性爱的环境。当然，使用能够提高勃起能力的药物也是一种手段。但在使用时也存在注意事项，正在服用高血压药物和胃药的人可能会出现副作用，所以不能服食。此外，接近正常状态的男性服用了此类药物，可能会出现勃起状态无法消除而必须进行海绵体手术的情况。

射精障碍

射精障碍中除了早泄、迟泄外，还有精液无法外流而流向膀胱的逆行性射精。虽然通过手淫能够射精，在阴道内却不能射精，出现了阴道内射精不能的症状。这是由于双手在手淫时握力太大所造成的。这时，需要进行正确的手淫训练。

168

性功能障碍 男女都存在

可能因为压力等因素而导致性事不顺，这被称为性功能障碍。

男性存在性交时无法勃起的 ED（勃起障碍）和能够顺利勃起但无法射精的射精障碍。这时，夫妻需要相互沟通，营造出能够集中精力进行性爱的环境。

此外，近年来女性也出现了可以称之为 ED 的性功能障碍，被称为 FSD。虽然这还是一种并不广为人知的症状，但有可能会造成女性和其对象关系恶化，或对性爱产生厌恶感。这些都是由于心理因素而产生的重大问题。

女性的症状

FSD（女性性功能障碍）

FSD 来自"心理"的原因比 ED 更多。每天的压力和接受了"性十分肮脏"的教育以及性方面的困扰都是造成这种情况的原因。

症状表现为性欲低下、性厌恶、性兴奋障碍和性交疼痛障碍等。

● 治疗法

FSD 虽然没有特效药物治疗，但直接接受心理咨询对于夫妻来说却是效果显著。

此外，对于插入时阴道收缩而造成男性性器官插入困难时，进行运动疗法的效果会比较明显。为了消除条件反射，可以按照顺序依次减弱抵抗感，按照棉签、自己的手指、丈夫的手指、阴茎的顺序依次插入。也有塑料的练习器具，可以向医生咨询。

FSD 的症状

性厌恶症	性欲低下且身体被触碰时会有厌恶感的症状。
性兴奋障碍	受到性刺激却没有兴奋反应，阴道无法湿润的症状。
性交疼痛障碍	(1) **性交疼痛症** 在进行性爱时，出现并持续一定程度的疼痛。 (2) **阴道收缩** 当阴茎插入时，阴道条件反射地出现收缩的症状。 (3) **非性交性疼痛** 接受拥抱等性爱之外的性刺激时，性器官出现疼痛的症状。

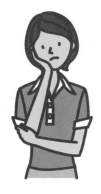

接受辅导

心理方面的问题需要夫妻同心协力去解决

最好是夫妻一起去，这样会更有效果。

内心的烦恼可以向专业的心理医师倾诉。

一起去接受辅导如果有必要，夫妻

当自己为始终不能怀孕而感到急躁，或在治疗方针方面产生了意见冲突时，就会造成夫妻之间相互孤立。有些人虽然想要找人倾诉，却无法立刻在身边找到倾诉的对象。

这时可以接受心理辅导，通常一般的心理咨询就可以解决。如果想要进行更深层的交流，可以寻找不孕不育方面的专业咨询师。在不孕不育咨询处和医院都有"咨询师"，他们会对是否继续接受治疗、决定接受怎样的治疗进行专业的辅导。由于这些指导能帮助夫妇自行决定怎么办，所以最好夫妻一同前去。

但现在不孕不育咨询师人数还不多，预计今后会有所增加。

小知识 体外受精的辅导

日本的"体外受精的辅导师"需要有日本不孕咨询学会所认定的体外受精协调员的资格。他们会对希望进行体外受精的夫妇说明内容，帮助他们自行决定治疗方案。如果对治疗带有疑问或不安，也可以和他们商量。请积极利用。

医生给夫妻们的建议

无论是夫妻双方哪一方的原因，相互理解是非常重要的。需要抱有"男性是女性的一切，女性是男性的一切"这样的心情。

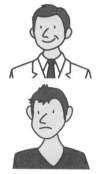

给男性的建议

看到妻子积极治疗的姿态，或许会觉得有些小题大做，"因为是排卵日"而进行义务式的性爱，这些想法都是错误的。要考虑到如果自己一再强调"想要小孩"，会给妻子增加负担，但如果带着"即使不成功也没关系"的想法也是不行的……

其实最痛苦的是女性。接受治疗时，女性所受的痛苦也是最大的。所以也请听一下妻子的抱怨，并且要理解妻子的心情，对她们温柔一些。妻子是在为了双方的利益而努力，所以多说一些感谢的话和甜言蜜语吧。女性听到"没关系""谢谢"这些话时，就会获得来自丈夫的最大支持。

给女性的建议

"我那么烦恼，但丈夫却完全不愿协助。"你是否这样责备过你的丈夫？

不孕的原因可能在于男性一方，但丈夫并不是没有看到你痛苦、烦恼的姿态。因为男性就算能够理解妻子痛苦的心情，也无法展现出自己内心真实的想法，这就是男人。他们虽然不会说一些甜言蜜语，但会让家庭的气氛变得开朗。

而且，责备自己的丈夫绝不是一件好事。如果夫妻关系不好，治疗的进展也不会很顺利，所以，保持两人良好的生活关系非常重要。也不要在意周围人的眼光，虽然外人不明白不孕的痛苦，但自己的丈夫是很清楚的。烦恼要靠夫妻双方一同解决。

治疗结束
体验谈之一
W・T女士（28岁）

被断定无法自然怀孕

我们结婚的时候，丈夫26岁，我25岁。因为想早一点要小孩，所以在婚后生活中一直没有避孕。但过了一年丝毫没有怀孕的征兆，自己也变得越来越急躁。

最后，我们前往大学医院就诊。我认为去了医院就一定能获得效果，于是我为了制作基础体温表，让丈夫先去做了荷尔蒙检查、精液检查，结果表明"荷尔蒙值虽然正常，但精子的状态稍微有些糟糕"。于是开始服用维生素药物并进行每周一次的注射治疗。但丈夫因为每周要进行一次注射治疗而导致上班迟到，于是，坚持了三个月后，我们只能中断了在这家医院的治疗。

我们希望第二家医院除了能够让丈夫周末就诊外，还能在治疗男性不育方面多花些工夫。在收集了相关信息后，我们开始来原利夫先生的原诊所就诊。我们向医生说明了之前的事情经过，然后接受了精密检查。结果显示丈夫的精子数过少，而且运动率也不足10%，情况非常糟。于是被诊断为"无法自然怀孕，建议进行显微授精"。虽然我们经受了这样的打击，但由于仍存在治疗的方法，所以并没有放弃。

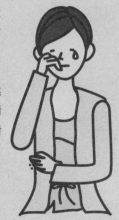

开始显微授精

一开始的治疗方法是人工授精。11月以及第二年的1月、2月一共进行了三次，但仍然没有怀孕。虽然一开始就被建议进行显微授精，也做好了这方面的准备，但其实那时内心感到非常厌恶，有时甚至会责备造成不孕的丈夫。

在这期间，医生对我们说："现在差不多可以进入显微授精的阶段了，可以吗？"我们夫妻进行了交流，决定进行显微授精。

6月，进行第一次显微授精的那一天终于到来了。虽然心中还有些犹豫，但丈夫向公司请了假，一直陪着我，让我有了底气，护士小姐的笑脸也给了我很大的鼓励，让我能够放松地接受治疗。我们采集了5颗卵子，2天后胚胎移植时，将2颗进行了4次分裂、1颗进行了8次分裂的胚胎放回了子宫。在胚胎移植的途中没有出现中止的情况让我们夫妇感到非常高兴，但进行了胚胎移植后，医生对我们说："虽然受精卵的状态良好，但在放回子宫的时候进展并不顺利，或许是由于子宫肌瘤造成的。"由于着床率降低了，结果仍没能怀孕。

第2次是在11月，而第3次是在第二年的4月，也都失败了。真不知道以后还要接受多少次这样的治疗，而我们也开始感到疲惫。但即便如此，我们仍每天喝中药，吃有利于精子成长的食品。虽然三次都失败了，自己并没有一蹶不振，因为我们已经做到了一切需要做到的事，并坚持前往医院接受治疗。

8月，怀着不安的心情，我接受了第4次显微授精。这次的采卵数为6颗，2天后胚胎移植时，将进行了4次分裂的其中3颗移植回了子宫。在进行尿液检查前，我有2周时间睡不安稳，早上测量体温时持续高温，3颗被放回子宫的卵子中的1颗正在拼命努力，我终于成功怀孕了。当医生告诉我怀孕的消息时，我简直感到难以置信。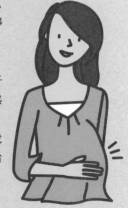

在进行不孕治疗的2年4个月时间里，虽然对我来说是一段痛苦烦恼的日子，但我没有放弃，坚持治疗。虽然不孕治疗被比喻为一场看不到终点的马拉松，但只要坚持不懈地前进，就一定能看到终点。

决定进行体外受精

接受不孕治疗已经 3 年了，换了 6 家医院。最终仍然选择了不孕治疗的专科医院。在之前的检查中，了解到丈夫的精子数量过少，所以开始考虑进行体外受精。但由于体外受精仍属于一个未知的领域，我们还是有些担心。让我下定决心的是丈夫的那番话："心脏不好的人都能通过医学的力量进行手术，从而实现生存，那么受精也同样能够借助医学力量。"于是，我们下定决心进行体外受精。

在之后的 2 年时间里，我们尝试了 6 次体外受精，但都以失败而告终。在这期间，当胚胎被移植后，判断清楚是否怀孕前，我经历了两周痛苦的时间。当时感到像月经来了一样疼痛，头脑中一片空白，因为之前听人说"出现了疼痛的人有可能不会怀孕"。如果这次失败的话，自己一定会陷入绝望。当测量到自己的基础体温下降后，我不由自主地开始哭泣。每当我哭泣时，丈夫都会感到我是在责备他，其实当时我根本没有心思去责备他。

在这段时间里，我们又尝试了各种方案，并制定了适合自己的方案。当时只是想，只要采用体外受精的方法一直坚持下去，就一定能够成功。我们和医生之间也构筑起了信任的关系，而医生也决定为帮助我们怀孕尽自己最大的努力。

心境的变化

第二年元旦，我发誓"今年一定不服输"。以前在开始不孕治疗后，总是在不经意间流露出了自己软弱的一面，让丈夫感到非常困扰，但今年我决定进行改变。

进行了第 7 次体外受精，胚胎回到子宫后的第 10 天，出现了像来月经一样的疼痛。于是，我忧心忡忡地询问了医生。医生却说："还是有一些机会的。"并进行了详细解释。由于我认为出现疼痛就意味着失败，所以在出现疼痛时，又陷入到了绝望之中。但仍然自我鼓励说："或许疼痛也不会带来影响。"过了一周，我被断定怀孕，不由得流下了喜悦的泪水。

不孕不育症术语辞典与索引

专业术语，一目了然

在不孕症治疗中，会出现一些难度较高的术语。这时，请翻开这本术语辞典。我们为您准备了简单的说明，并具备了索引功能，非常方便。

B

■ 避孕
阻碍受精或阻碍受精卵着床，避免不必要的怀孕。一般采用避孕套、口服避孕药、子宫栓、IUD 等药物和器具。

■ 不孕不育症
没有进行避孕，但 2 年以上都没有怀孕。也被称为生育前不能怀孕的状态。→ 62 页。

■ 勃起
阴茎的勃起组织因为充血而立起。阴茎变得膨胀和硬直。→ 22 页。

C

■ 催乳激素（PRL）
生育后哺乳期时增多的荷尔蒙。如果没有生育，出现这种荷尔蒙增多的话，可能患有高泌乳素血症。→ 86 页。

■ 重复子宫
先天性子宫畸形的一种。→114 页。

■ 超声波检查
在腹部放置超声波发射器，查看卵巢和子宫状态的检查。超声波检查是一种给身体带来较少负担的安全检查法，在许多项受孕治疗中使用。还可以查看卵泡的大小、预测排卵日、查看是否患有疾病等。此外，在怀孕后，还可以确认怀孕状态。→ 87 页。

■ 垂体
控制内分泌功能的腺组织，控制主要荷尔蒙的产生。

■ 促性腺激素
控制生殖功能的荷尔蒙。分为卵泡刺激素和黄体生成素两种。→ 105 页。

■ 促性腺激素释放激素（GnRH）
定期（每隔 90 分钟）由下丘脑分泌的荷尔蒙。可以促进刺激性腺的荷尔蒙分泌。

■ 雌性激素
卵泡荷尔蒙。→ 24 页

D

■ 第二胎不孕（续发性不孕）
生育了第一胎，但第二胎无法受孕，会很难维持怀孕的情况。→ 68 页。

■ 代理母体
因为子宫功能障碍等原因无法怀孕的女性，通过体外受精的方式，将受精卵放入其他女性的子宫，进行怀孕、生育。虽然在日本，这种行为并未获得法律的许可，但在美国的部分州，是被认可的。顺带一提的是，代理母体并不具备作为母亲的权利。在签合同时，需要对这一要点进行书面确认，以求减少诉讼。据说使用代理母体的夫妇需要支付的报酬为 1000 万日元。

■ 多胞胎怀孕
投放排卵诱发剂产生的副作用，导致怀上双胞胎或三胞胎，如果怀上四胞胎或以上的话，会给母子都带来很大的负担。→ 149 页。

■ 达那唑栓
治疗子宫内膜异位症时所使用的药物。能够抑制 FSH 和 LH 的分泌，制造出无月经的状态。具有留解作用，可能出现粉刺、体重增加、异常多毛、声音低下等症状。

■ 多囊卵巢综合征（PCOS）
作为男性荷尔蒙中的雄性激素分泌过剩或卵巢内出现了囊肿，导致出现体重增加或多毛等症状。一般没有自觉症状，是无排卵女性多发的疾患。→ 104 页。

■ 多毛症
受被称为雄性激素的荷尔蒙影响，出现嘴边或阴毛的毛发发育过剩的情况。多出现于女性。

■ 单角子宫
先天性子宫畸形的一种，子宫只有一侧，且比正常子宫小。→ 114 页

■ 堕胎
让胎儿在出产前从子宫内被排出。堕胎可能会对母体造成损伤从而引起不孕。日本在怀孕 21 周前可以进行堕胎。→ 8 页。

■ 低温期
月经开始到排卵前卵子的成熟期，通常为 12 ~ 14 天。为了加厚子宫内膜，这一时期孕甾酮的分泌会变得旺盛。→ 32 页。

■ 低促性腺激素性垂体机能低下症

脑部垂体荷尔蒙低下的状态，患有这种疾病的男性，精子量少、性能力低下。

■ 滴虫性阴道炎

作为寄生虫的滴虫原虫在阴道内寄生，引起发病的阴道内疾病。是性病的一种。男性也有可能感染。→ 7 页。

■ ED（勃起障碍）

男性不能勃起以及不能射精的状态。→ 168 页

■ 非正常出血

月经期以外的时候出血。

■ 非配偶间人工授精（AID）

使用丈夫以外的第三者提供的精子，注入妻子子宫的人工授精。→ 150 页。

■ 腹腔镜检查

在腹部开一个小孔，将腹腔镜塞入，查看输卵管和卵巢的情况。→ 88 页。

■ 高温期

月经周期，一般指排卵后的那段时间。这段时间基础体温较高，为了让子宫内膜变厚而促进孕甾酮的分泌。→ 32 页。

■ 睾丸组织检查

从睾丸采集组织，在显微镜下进行检查。必须通过手术切除睾丸的小部分，是在进行男性不育诊断时万不得已时的使用方法。→ 94 页。

■ 高泌乳素血症

催乳激素分泌过剩。男性会出现性欲低下的情况，女性的卵巢功能会被抑制，是造成不孕的原因之一。

→ 102 页。

■ 宫外孕

容易发生在输卵管壶腹部，在子宫外怀孕的情况。不但无法维持怀孕状态，发现晚了还会有生命危险。

■ 功能性不孕

即使接受了不孕检查，仍然原因不明的状态。也被称为原因不明不孕。→ 63 页。

■ 宫颈管狭窄

先天性或过去进行过外科手术而造成宫颈管闭塞的情况。

■ 宫颈管黏液

子宫颈部开口部的黏液，具有防止外部细菌入侵的作用。排卵期黏度会减弱，让精子容易进入子宫。→ 112 页。

■ 睾酮

维持第二性征和性欲的男性荷尔蒙。是从男性睾丸中释放出的非常重要的荷尔蒙，是生成精子必不可少的物质。

■ 睾丸

是男性的腺体组织，可以制造大量精液。含有能够成为精子营养的糖分和能够使精子在进入阴道后，让精液凝固的物质。→ 23 页

■ 黄体

具有黄色颗粒的内分泌组织。由排卵后的卵泡制造。促进被称为孕甾酮的荷尔蒙分泌，能够加厚子宫内膜。如果黄体不具备这些功能，则会演变为黄体功能不全，是造成着床障碍的原因。→ 24 页。

■ 黄体生成素（LH）

刺激性腺所必要的荷尔蒙。女性和雌性激素的产生有关，男性则和精子的形成有关。→ 24 页。

■ 黄体功能不全

孕甾酮分泌不足，导致子宫内膜处于无法变厚的状态。可能引发着床障碍或早期流产。→ 116 页。

■ 黄体荷尔蒙（孕甾酮）

黄体荷尔蒙会发出加厚子宫内膜的指令。→ 24 页。

■ 环境荷尔蒙

给生物带来恶劣影响。人类所制造出的化学物质发生转移，会对生殖功能造成异常。→ 95 页。

■ hMG

排卵诱发剂，多在雌性激素无法正常分泌的情况下使用。也可以用于刺激男性精子的生产。→ 156 页

■ 合子输卵管移植法（ZIFT）

使用外科手术的方法，将卵子从卵巢中取出，在实验室里受精。然后将形成的胚胎移植回输卵管的方法。

■ IUD（子宫内避孕工具）

为了避孕而放置在子宫内的工具。弄伤输卵管、引发感染的概率较高。

■ 基础体温（BBT）

基本的体温。我们将睡眠中的体温称为正常体温，因此最好是测量最接近睡眠中的起床之前的体温。→ 30 页。

■ 基础体温／单相性

无排卵时的基础体温。是低温和高温无法明确区分的状态。

■ 经子宫肌层胚胎移植（TMET）

体外受精的方法。用针将胚胎注入子宫内。

■ 经血培养检查

采集月经期的血液，查看是否存在结核菌。

■ 减数手术

在使用排卵诱发剂而造成多胞胎怀孕时，让部分胎儿死亡，减少胎儿数量的手术。在日本，原则上禁止进

行这种手术。

■ 甲状腺功能亢进症
　　甲状腺荷尔蒙分泌过剩的状态，会对排卵造成阻碍。

■ 甲状腺功能低下症
　　甲状腺无法分泌甲状腺荷尔蒙的状态。男性会出现性欲低下，催乳激素上升；女性会造成催乳激素和雌性激素上升，会造成不孕。

■ 精子减少症·乏精子症
　　精子数在2000万个以下。

■ 精液检查
　　男性不育检查之一。对采集的精液的量、精子数、畸形率、运动率进行查看。由于精子的状态会发生变动，需要进行2～3次检查。→ 92 页。

■ 精索静脉瘤
　　静脉膨胀，形成肿瘤的症状。会引起精子制造方面的障碍，是男性不育的原因之一。→ 123 页。

■ 精子
　　男性所持有的生殖细胞。将男子的遗传信息传递给卵子。

■ 精子运动率
　　精子所具备的游泳能力。运动率低的话，就很难达到卵子。

■ 精子浓缩
　　在进行人工授精时，为了集中优质的精子而提高精子浓度。可以使用离心分离器分为精子层和其他分层。

■ 精子银行
　　采用将精子冻结，并放入液态氮中保管方法的地方。在人工授精时使用。

■ 精子无力症
　　精子运动率低下的状态。→ 72 页。

■ 稽留流产
　　子宫内的胎儿已经死亡，却没有疼痛和出血的流产。为了防止出现并发症，需要接受手术治疗。

■ 卡夫曼疗法
　　月经后投放荷尔蒙药剂，营造出和正常排卵周期相同的荷尔蒙环境的疗法。

■ 克罗米酚
　　排卵诱发剂。→156 页。

■ 口服避孕药（药片）
　　防止出现排卵和怀孕的口服药。具有副作用，停止服用药物后会持续一段时期的无排卵。此外还可能造成不规则的月经周期、子宫内膜症等情况。据说服药女性中的3％会出现以上症状。

■ 抗精子抗体
　　会杀死精子的抗体。男性的抗精子抗体会抑制自身精子的制造。→ 89 页。

■ 抗体
　　攻击侵入体内的物质的免疫物质。抗精子抗体是其中的一种，男女都有产生抗体的可能性。→ 89 页。

■ LH Surge
　　促使排出成熟卵子的黄体荷尔蒙的分泌，排卵前LH Surge 会升高，并会在24～36 小时以内排卵。可以使用市面上销售的排卵检测试纸确认 LH Surge 是否增加。

■ 莱恩弗尔特综合征
　　X 染色体多了一条的遗传性异常。患有无精子症的人容易多发。→ 121 页。

■ 卵子
　　包含有遗传基因的女性的生殖细胞。按照一定的周期每次成熟1 个，从卵巢中排出。→ 20 页。

■ 卵子采集
　　卵子从卵细胞中排出，使用腹腔镜进行采集，也可以使用带有注射器状的长针的器具或超声波装置进行采集。采集的卵子用于体外受精。→ 135 页。

■ 卵子细胞质内精子注入法（ICSI 法）
　　显微授精法的一种。用一个细针刺破卵子，将精子注入，使其受精的方法。在显微镜下进行。可在精子数少或运动率不足的情况下实现授精。→ 147 页。

■ 卵巢过度刺激综合征（OHSS）
　　使用排卵诱发剂时出现的副作用，排卵后卵巢变得肥大，腹腔内出现积水。在hMG 和 hCG 并用时容易出现的症状。严重的话会出现生命危险。→ 149 页。

■ 卵巢功能障碍
　　卵巢功能低下的状态。→ 102 页。

■ 卵泡
　　在装满卵子的袋子中，卵巢内盛满液体的囊。

■ 卵泡液
　　卵泡中的液体。保护原始细胞的物质。排卵时，伞端受到刺激后能够很容易采集卵子。

■ 卵泡刺激素（FSH）
　　脑垂体分泌的荷尔蒙，对卵巢产生作用，能促进卵泡发育和精子的制造。FSH值上升，表示男性或女性的性腺功能不全。→ 24 页。

■ 卵泡荷尔蒙（雌性激素）
　　女性荷尔蒙的一种。怀孕期分泌量会增加，能够加厚子宫内膜，促进宫颈管黏液的分泌。→ 24 页。

■ 流产不全
　　流产后，子宫内仍然残留了胎儿组织的情况。

■ 淋病
　　由一种被称为淋球菌的病原菌引起的疾病。是性传染病的一种。女性会出现尿道炎或子宫颈管炎等，男性会感到尿道有轻微瘙痒或发热。

M

■ 泌尿科医生
　专门治疗泌尿系统疾病和男性性器官疾病的医生。男性不育时，一般都是由泌尿科医生负责检查。

N

■ 内啡肽
　大脑分泌的自然麻醉性物质，具有缓解疼痛和压力的作用。此外，压力会造成受孕障碍。

■ 念珠菌感染
　会出现不适或瘙痒，是性病的一种，会对怀孕造成妨碍。→7页。

■ 逆行性射精
　不释放出精子，精子向膀胱逆行的症状。是造成男性不育原因之一。→124页。

P

■ 胚胎
　受精卵开始分裂后的细胞。开始向胎儿演化。

■ 配偶间人工授精（AIH）
　精子很难达到子宫内时，采取人工的方式将精子注入子宫内。使用丈夫的精子。→126页。

■ 配子输卵管移植法（GIFT）
　介于人工授精和体外受精之间的方法。将采集的卵子和精子通过伞端，注入输卵管内。

■ 排卵
　成熟的卵子从卵巢中排出的现象。→24页。

■ 排卵痛
　排卵期出现的疼痛。单侧的下腹部感到不适或疼痛。

■ 排卵诱发
　为了引起排卵而采用的医学治疗法。采用被称为排卵诱发剂的药物，刺激大脑和卵巢，促使排卵。→142页。

Q

■ 前列腺
　男性的性腺组织，能够制造出进入阴道内精子精液凝固部分进行液化的成分。→23页。

■ 巧克力囊肿
　是因为子宫内膜蔓延至卵巢引起的，卵巢内陈旧的血液出现堆积，形成囊肿。卵巢不久之后就会肿胀，导致不孕。严重时需要进行手术。

R

■ 染色体
　细胞内运送遗传因子的物质。人有46条染色体，其中23条来自卵子，剩下23条来自精子。→120页。

■ 染色体异常
　染色体数量和构造出现异常的状态。→123页。

■ 乳汁流出
　催乳激素分泌过剩，在怀孕、生产之外的时候，从乳头流出乳汁的症状。也可以算是高泌乳素血症的自觉症状。→9页。

S

■ 死产
　怀孕20周后至生产前胎儿死亡。

■ 射精
　从睾丸释放出精液，从阴茎的开口部射出。

■ 受精
　卵子和精子结合，在输卵管内生成胚胎。还可以通过体外受精或显微授精的方式在体外进行。

■ 输精管
　精子移动的管子，从睾丸一直到精囊、前列腺。→23页。

■ 生殖补助医疗（ART）
　不进行性交而怀孕的方法。

■ 时机法
　通过基础体温表来预测排卵日，在排卵日进行性爱，提高怀孕率的方法。是在不孕治疗的初期采取的治疗方法。→28页。

■ 手淫
　使用手对阴茎进行刺激，促使射精。→168页。

■ 输卵管
　从卵泡中释放出的卵子向着子宫前进时的通道管。精子会在输卵管中和卵子相遇。→21页。

■ 输卵管再造手术
　对输卵管和伞端进行修复的方法。由于输卵管是一处非常细的部位，必须进行微创手术。

■ 双角子宫
　先天性子宫畸形的一种。→114页。

T

■ 特纳综合征
　由遗传引起的不孕障碍之一。虽然可以怀孕，但流产率很高，即使顺利生产，胎儿也会出现各种疾患。

■ 体外受精（IVF-ET）
　也被称为胚胎移植法。将采集的卵子和精子放入培养液中受精，在受精卵分裂完成后，放回母体的方法。→134页。

■ 胎盘
　从母体中将氧气和营养素送入胎儿的组织。再通过胎盘将胎儿体内的废物送回母体。胎盘和胎儿的肚脐相连。

■ 通气、通水检查
　从阴道插入细管，向体内注入碳酸气体或水，查看输卵管通透性的检查。这种检查方法能够使轻微的粘连脱落，治疗效果很好。→88页。

■ 透明带贯通法（PZD）
　显微授精法的一种。将

女性卵子的透明带开孔，使精子更容易进入卵子。

■ 田鼠检查

使用田鼠的卵子，查看人类精子能否进入卵子的检查。将去掉透明带的田鼠卵子和人类的精子放在一起。→ 95 页。

■ 微创手术

使用显微镜进行的手术。可以对更细微的部位进行治疗。

■ 无月经

月经停止半年以上的状态。

■ 无精子症

精液中没有精子的状态。原因是睾丸无法制造精子，或输精管闭塞。→ 120 页。

■ X 染色体

生育女性必不可少的遗传物质。卵子具有 1 条 X 染色体，精子具有半数 X 染色体。和持有 X 染色体的精子受精后，X 染色体相互组合，生女孩；和持有 Y 染色体的精子受精后，就变成 XY，生男孩。

■ 显微授精

采集卵子和精子，在显微镜下让其受精的方法，再将受精卵放回子宫。→146页。

■ 习惯性流产（不孕症）

有连续三次以上的自然流产经历。→ 66 页。

■ 性腺

制造生殖细胞和性荷尔蒙的腺体。男性是指制造精子和睾酮的睾丸，女性是指制造卵子和雌性激素的卵巢。

■ 性病

通过性行为感染的传染病。衣原体感染、淋病、念珠菌感染、梅毒等。会影响怀孕，还可能引发重大疾病。→ 14 页

■ 性冷淡

6 个月以上没有进行性

行为的状态。多是由心理因素引起的。→ 12 页。

■ 性高潮

当性达到顶点所引起的精神上和肉体上的快感。男性会实现射精。→ 40 页。

■ 先天性子宫畸形

先天性子宫形状奇怪的状态。可能会对怀孕造成影响，需要进行手术。→114 页。

■ 线毛

输卵管内的表面存在的绒毛类物质。通过线毛的波动，将卵子向子宫方向传送。

■ 性交后试验

性交后，在 4 小时之内到医院检查宫颈管黏液，查看里面是否有精子。如果黏液中没有精子的话，则可以怀疑是患有无精子症或体内存在抗精子抗体。→ 89 页

■ 溴隐亭

催乳激素值下降或垂体出现肿瘤时使用的口服药。有药片，也有可以插入阴道内使用的产品。服用药物可能会造成眼花或胃部不适，一开始可以少量服用。→ 157 页

■ 先兆流产

怀孕初期伴随有疼痛和出血，处于有流产危险性的状态。接受诊断后，必须保持安静。

■ 下丘脑

大脑的一部分，控制内分泌的中枢。

■ 阴茎

为了释放出精液而扩张勃起的男性性器官。→ 23 页

■ 阴囊

覆盖男性的睾丸，由皮肤和肉膜构成的袋子。→ 23 页

■ 厌食症

营养障碍，会引起体重降低，造成无排卵。→ 9 页。

■ 月经（生理）

子宫内膜会按照一定周

期脱落而出血的状态。会引起雌性激素和孕甾酮分泌的变化。→ 4 页。

■ 原发性无月经

女性从来没有来过月经的症状。

■ 羊齿状结晶

宫颈管黏液在接近排卵时，会出现羊齿状结晶。如果没有这种结晶，则证明黏液的状态并不适合精子进入。→ 88 页。

■ 阴道

也被称为产道。是从子宫颈部一直连接到女性体外的管道。→ 21 页。

■ 阴道炎

真菌性、细菌性、滴虫感染引起阴道炎症。频繁出现阴道炎，会造成骨盆部粘连和引发衣原体感染等其他病症，从而造成输卵管闭塞。→ 7 页。

■ 隐睾症

原本该处于阴囊中的睾丸停留在腹部的状态。一般在 1 岁前，可以实现治愈，到了 6 岁就无法治疗了，会对生殖能力产生影响，会造成男性不育。→ 72 页。

■ Y 染色体。

性染色体之一。能够传递称为男性的必要遗传信息。Y 染色体和女性的 X 染色体组合就生男孩。→ 42 页。

■ 中药

根据东方医学将生物药进行配合的药物。具有改善不孕症的功效。→ 46 页。

■ 子宫

女性体内的器官。怀孕时能给胎儿输送营养。→ 21 页。

■ 子宫癌

子宫内生成恶性肿瘤。分为子宫体癌和子宫颈癌。→ 117 页。

■ 子宫镜下输卵管内精子注入法（HIT）

人工授精的方法。将采

集的精子注入输卵管内，促使受精。

■ 子宫镜检查

在细管前端装上相机，伸入子宫内进行观察的检查。如果子宫内出现轻度粘连，可以在检查时清除。→ 89 页。

■ 子宫肌瘤

子宫肌层和结合组织处的良性肿瘤。和不孕之间的关系根据肌瘤发生的位置有所不同。→ 115 页。

■ 子宫颈管无力症

宫颈管过松的状态。流产危险性较高。→ 67 页。

■ 子宫颈管

子宫和阴道之间的开口部。一般会分泌颈管黏液防止外部细菌入侵。怀孕期间处于关闭状态。在阵痛和分娩时，为了让胎儿通过而扩张。

■ 子宫摘除手术

将子宫摘除的手术。也可以将输卵管和卵巢等生殖器官摘除。

■ 子宫内人工授精 (IUI)

人工授精的方法。将采集的精子注入子宫内。→ 126 页。

■ 子宫内膜

受到荷尔蒙的刺激而起反应，会反复出现月经。并具备向着床的胚胎提供营养的构造。→ 21 页。

■ 子宫内膜检查

为了发现黄体功能不全而必须进行的检查。采集子宫内膜的一部分，放置于显微镜下检查。

■ 子宫内膜异位症

子宫以外的地方出现内膜，发生增殖、剥离的情况。生殖器官和腹腔内容易发生附着。和月经一起增殖的组织会出血。→ 110 页。

■ 子宫内膜息肉

子宫内膜出现的良性息肉。会造成着床障碍。→ 116 页。

■ 子宫输卵管造影检查 (HSG)

向子宫和输卵管内注入主要成分为碘的造影剂，对体内情况进行观察。可以查看是否有先天子宫畸形、输卵管闭塞、水肿等情况。→ 87 页。

■ 自然流产

怀孕 20 周前胎儿流产。

■ 早泄

男性性兴奋过早，过早射精。

■ 组织适合抗原 (HLA)

人生来就持有的组织，类似于血型。母子间 HLA 不适合也可能成为不孕的原因。

■ 着床

受精卵抵达子宫内膜，嵌入组织中。一般是发生在子宫内膜，但也有发生在子宫内膜外的情况。→ 27 页。

■ 粘连

因为受伤或炎症，导致组织间出现附着的情况。多发生在腹腔内、输卵管内或子宫内。

■ 纵隔子宫

由被称为中隔的组织，使子宫处于被分为左右各一半的状态。这时，出现早期流产的可能性较高。→ 114 页。

结 语

当各位拿着这本书并读到这一页的时候，就已经踏出了迎来一位健康宝宝的第一步。迎来自己的宝宝，建立一个家庭，对于男性和女性来说，都是人生最大的喜悦，是任何事都无法替代的。

但遗憾的是，随着近年来人们的生活方式向着晚婚化转变，怀孕、生育在不断迈向高龄化的同时，无法怀孕的夫妇也越来越多。既然结婚了，就想早一点要小孩，父母也想早点抱孙子……想必大家都有这样的想法吧。我建议，各位如果有了这样的期望，就请尽快尝试怀孕。

这本书有着引导想要开始不孕治疗的夫妇入门的职责，收罗了最先进的体外受精方法，能够让各位掌握正确的知识。有必要的话，在接受专业医生的诊断时，还可以不断充实自己所掌握的知识。在专业的医生中，有些人完全将患者当做试验的动物，说一连串的专业术语来威胁患者。有了这本书就不用再害怕那些医生，可以掌握自身的诊疗内容，把握情况。这是一本从患者自身需要为出发点而写作的书。但我清楚，还有许多医生是真心实意为患者考虑的，我也广泛听取了不孕专业医生们的意见，在书中加入了一些浅显易懂的专栏。此外，我还制作了新的"治疗方案图"，是为那些进行了治疗却没取得好结果的人、虽然很在意但一直不去医院的人、对今后的治疗方案感到不安的人而制作的。

现在，日本国内大约有 7000 家以上的不孕专业诊所。这表明有许多人希望能怀上小孩。但不孕是一件很难向他人甚至是家人启齿的事情，不能公开，必须隐藏自己内心想法的生活其实很痛苦。或许各对会为了不给对方造成伤害而停止谈论关于孩子的话题。这时，就需要阅读一下本书的体验谈，希望能让夫妻之间的谈论更加顺利。我希望这本书能给各对夫妇带来帮助。

最后，我在此向给我提供宝贵病例和意见的不孕咨询师关口绫以及给予我建议的编辑部的各位表示衷心感谢。

原利夫

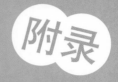

基础体温表

与

检查治疗笔记

Basal Body
Temperature
Note

这份笔记的使用方法

实现怀孕的第一步就是利用基础体温表来推定排卵日。这份笔记，是让各位在去医院前填写 2 个月的基础体温表，以及让各位记录之后的检查和治疗的经过。

基础体温表上也可以填写检查项目，所以可以复印后，在去医院接受治疗期间使用。

1 月经周期

月经开始的日子到下一个月月经开始的前一天就是月经周期。一般一个周期为 25 天～ 35 天。

3 基础体温表

每天测量基础体温并记录。将体温的点与点之间用曲线相连，构成图表。

5 白带

记录白带的状态。记录方法请参考栏外的项目。

7 备注

备注中可以填写睡眠不足、身体状况不良等内容。

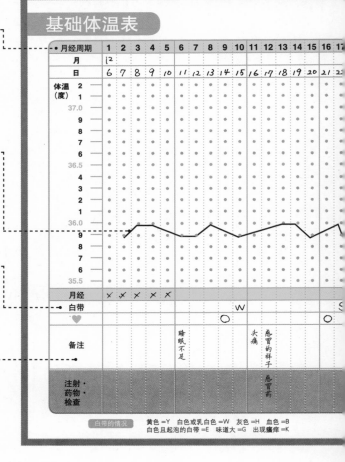

基础体温表

月经周期	1	2	3	4	5	6	7	8	9	10	11	12	13	14	15	16	17
月	12																
日	6	7	8	9	10	11	12	13	14	15	16	17	18	19	20	21	22

白带的情况　黄色＝Y　白色或乳白色＝W　灰色＝H　血色＝B
白色且起泡的白带＝E　味道大＝G　出现瘙痒＝K

184

检查·治疗记录表的使用方法（194、195 页）

①检查治疗项目

填写在医院接受检查的项目。如果接受了这里没有的项目，可以填写在空白处。

②日期和检查结果

填写接受检查的日期和检查的结果。检查和治疗的结果对今后的治疗非常关键，请认真填写。

检查·治疗记录表		
检查·治疗记录	月日	结果	月日
超声波检查		正常	
荷尔蒙检查（LH）		良好	
荷尔蒙检查（ ）			
子宫输卵管造影检查			
通气·通液检查			
腹管镜检查			
腹腔镜检查			
子宫镜检查			
荷尔蒙负荷检查			
抗精子抗体检查			
衣原体检查			

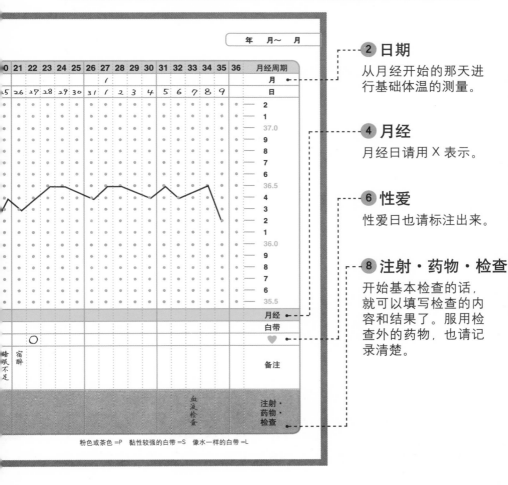

年　月～　月

2 日期

从月经开始的那天进行基础体温的测量。

4 月经

月经日请用 X 表示。

6 性爱

性爱日也请标注出来。

8 注射·药物·检查

开始基本检查的话，就可以填写检查的内容和结果了。服用检查外的药物，也请记录清楚。

粉色或茶色 =P　黏性较强的白带 =S　像水一样的白带 =L

基础体温的构造和测量方法

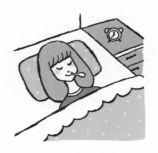

　　基础体温不仅能够确认月经周期，还能依照变化来预测排卵日。

　　在进行排卵的期间，体温会保持低温，排卵后分泌了黄体荷尔蒙，体温开始上升。

　　由此，基础体温分为低温期和高温期。

所谓低温期　月经第一天到排卵日前被称为低温期。体温存在个体差异，所以没有一个具体标准。

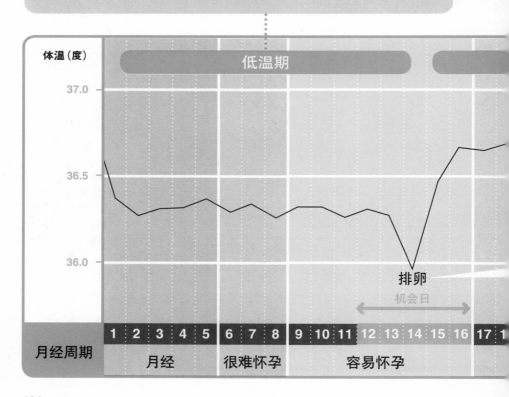

1 体温计放置在能立刻拿到的场所

为了能在早上一睁眼就可以拿到，需要在睡前将体温计放在枕头边。

2 不要起身，进行测量

早上醒来后，不要起身，就开始测量体温。将体温计放置于舌头的根部进行测量。

3 测量时间带固定

尽量在同一时间带测量。休息日等测量时间出现偏差时，要填写进备注栏。

4 保持最少 4 小时的睡眠时间

深夜 2 点后就寝、早上 5 点前起床是无法测定正常的体温的。至少要保持 4 小时的睡眠时间。

所谓高温期 排卵日后到下一次月经开始前就被称为高温期。基础体温在这之前的 6 天会升高，被看做高温期，之后又会持续三天的高温。

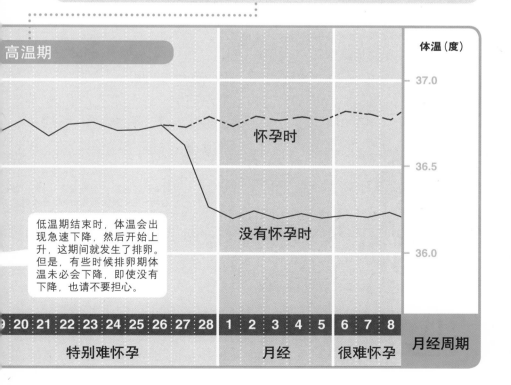

基本检查的流程

从第一次去医院开始，到结束基本检查，大概会花 2 ~ 3 个月的时间。

在什么时候进行怎样的检查呢？我们在事前来确认一下检查的流程吧。

各种检查项目都是依照月经周期来进行的，所以如果带上了基础体温表，进展就会很顺利。检查流程很容易制定，并能一目了然地清楚排卵功能是否正常。

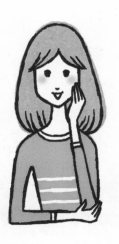

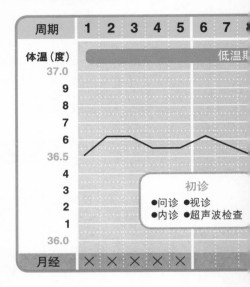

● 第一周期

周期	1	2	3	4	5	6	7
体温（度）							低温其

初诊
●问诊 ●视诊
●内诊 ●超声波检查

| 月经 | × | × | × | × | × | | |

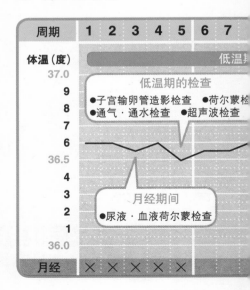

● 第二周期

周期	1	2	3	4	5	6	7
体温（度）							低温其

低温期的检查
●子宫输卵管造影检查 ●荷尔蒙检
●通气·通水检查 ●超声波检查

月经期间
●尿液·血液荷尔蒙检查

| 月经 | × | × | × | × | × | | |

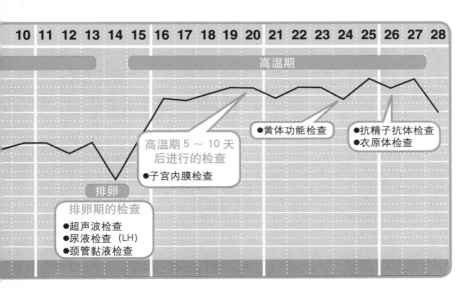

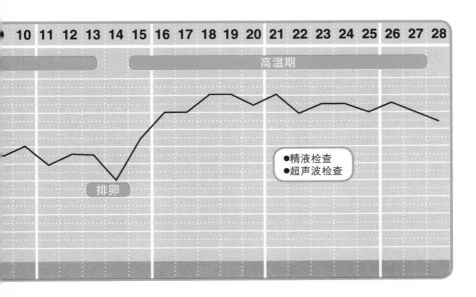

基础体温表

月经周期	1	2	3	4	5	6	7	8	9	10	11	12	13	14	15	16	17	1
月																		
日																		
体温 2																		
（度） 1																		
37.0																		
9																		
8																		
7																		
6																		
36.5																		
4																		
3																		
2																		
1																		
36.0																		
9																		
8																		
7																		
6																		
35.5																		
月经																		
白带																		
♥																		
备注																		
注射·药物·检查																		

白带的情况　　黄色 =Y　白色或乳白色 =W　灰色 =H　血色 =B
白色且起泡的白带 =E　味道大 =G　出现瘙痒 =K

20	21	22	23	24	25	26	27	28	29	30	31	32	33	34	35	36	月经周期
																	月
																	日
•	•	•	•	•	•	•	•	•	•	•	•	•	•	•	•	•	2
•	•	•	•	•	•	•	•	•	•	•	•	•	•	•	•	•	1
•	•	•	•	•	•	•	•	•	•	•	•	•	•	•	•	•	37.0
•	•	•	•	•	•	•	•	•	•	•	•	•	•	•	•	•	9
•	•	•	•	•	•	•	•	•	•	•	•	•	•	•	•	•	8
•	•	•	•	•	•	•	•	•	•	•	•	•	•	•	•	•	7
•	•	•	•	•	•	•	•	•	•	•	•	•	•	•	•	•	6
•	•	•	•	•	•	•	•	•	•	•	•	•	•	•	•	•	36.5
•	•	•	•	•	•	•	•	•	•	•	•	•	•	•	•	•	4
•	•	•	•	•	•	•	•	•	•	•	•	•	•	•	•	•	3
•	•	•	•	•	•	•	•	•	•	•	•	•	•	•	•	•	2
•	•	•	•	•	•	•	•	•	•	•	•	•	•	•	•	•	1
•	•	•	•	•	•	•	•	•	•	•	•	•	•	•	•	•	36.0
•	•	•	•	•	•	•	•	•	•	•	•	•	•	•	•	•	9
•	•	•	•	•	•	•	•	•	•	•	•	•	•	•	•	•	8
•	•	•	•	•	•	•	•	•	•	•	•	•	•	•	•	•	7
•	•	•	•	•	•	•	•	•	•	•	•	•	•	•	•	•	6
•	•	•	•	•	•	•	•	•	•	•	•	•	•	•	•	•	35.5
																	月经
																	白带
																	♥
																	备注
																	注射·药物·检查

粉色或茶色 =P　黏性较强的白带 =S　像水一样的白带 =L

基础体温表

月经周期	1	2	3	4	5	6	7	8	9	10	11	12	13	14	15	16	17
月																	
日																	
体温（度） 2																	
1																	
37.0																	
9																	
8																	
7																	
6																	
36.5																	
4																	
3																	
2																	
1																	
36.0																	
9																	
8																	
7																	
6																	
35.5																	
月经																	
白带																	
♥																	
备注																	
注射·药物·检查																	

192

白带的情况　黄色 =Y　白色或乳白色 =W　灰色 =H　血色 =B
白色且起泡的白带 =E　味道大 =G　出现瘙痒 =K

20	21	22	23	24	25	26	27	28	29	30	31	32	33	34	35	36	月经周期
																	月
																	日
●	●	●	●	●	●	●	●	●	●	●	●	●	●	●	●	●	2
●	●	●	●	●	●	●	●	●	●	●	●	●	●	●	●	●	1
●	●	●	●	●	●	●	●	●	●	●	●	●	●	●	●	●	37.0
●	●	●	●	●	●	●	●	●	●	●	●	●	●	●	●	●	9
●	●	●	●	●	●	●	●	●	●	●	●	●	●	●	●	●	8
●	●	●	●	●	●	●	●	●	●	●	●	●	●	●	●	●	7
●	●	●	●	●	●	●	●	●	●	●	●	●	●	●	●	●	6
●	●	●	●	●	●	●	●	●	●	●	●	●	●	●	●	●	36.5
●	●	●	●	●	●	●	●	●	●	●	●	●	●	●	●	●	4
●	●	●	●	●	●	●	●	●	●	●	●	●	●	●	●	●	3
●	●	●	●	●	●	●	●	●	●	●	●	●	●	●	●	●	2
●	●	●	●	●	●	●	●	●	●	●	●	●	●	●	●	●	1
●	●	●	●	●	●	●	●	●	●	●	●	●	●	●	●	●	36.0
●	●	●	●	●	●	●	●	●	●	●	●	●	●	●	●	●	9
●	●	●	●	●	●	●	●	●	●	●	●	●	●	●	●	●	8
●	●	●	●	●	●	●	●	●	●	●	●	●	●	●	●	●	7
●	●	●	●	●	●	●	●	●	●	●	●	●	●	●	●	●	6
●	●	●	●	●	●	●	●	●	●	●	●	●	●	●	●	●	35.5
																	月经
																	白带
																	♥
																	备注
																	注射·药物·检查

粉色或茶色 =P　黏性较强的白带 =S　像水一样的白带 =L

检查·治疗记录表

检查·治疗项目	月日	结果	月日	结果
超声波检查	/		/	
荷尔蒙检查（ ）	/		/	
荷尔蒙检查（ ）	/		/	
子宫输卵管造影检查	/		/	
通气·通水检查	/		/	
颈管黏液检查	/		/	
腹腔镜检查	/		/	
子宫镜检查	/		/	
荷尔蒙负荷检查	/		/	
抗精子抗体检查	/		/	
衣原体检查	/		/	
♠精液检查	/		/	
♠精巢检查（ ）	/		/	
♠精巢检查（ ）	/		/	
	/		/	
	/		/	
	/		/	
	/		/	
	/		/	
	/		/	
	/		/	

进行检查和治疗后，就在下表内填上检查的日期和结果。这对今后的治疗有帮助。

月日	结果	月日	结果	月日	结果
/		/		/	
/		/		/	
/		/		/	
/		/		/	
/		/		/	
/		/		/	
/		/		/	
/		/		/	
/		/		/	
/		/		/	
/		/		/	
/		/		/	
/		/		/	
/		/		/	
/		/		/	
/		/		/	
/		/		/	
/		/		/	
/		/		/	
/		/		/	

不孕治疗检查指南

	检查项目	方法和目的
女性的初诊	问诊·视诊	问诊时，需要确认结婚年数和避孕经历、病历等。视诊还会确认体型。
	内诊	将手指插入阴道，检查阴道、子宫和白带的状态以及卵巢的状态。
	基础体温	早上起来时，使用体温计测量基础体温，可以确认是否有排卵。
女性的检查	超声波检查	一般采用将发射器放入阴道的方法。可以查看是否有子宫肌瘤和卵巢囊肿以及子宫内膜息肉。
	荷尔蒙检查	通过采血来测定 LH、FSH 等荷尔蒙。判定荷尔蒙是否正常分泌。
	子宫输卵管造影检查	从阴道插入细管，注入造影剂进行检查。可以查看子宫的形状和输卵管的通过性。
	通气·通水检查	从子宫口向子宫内注入碳酸气体或水的检查。可以查看输卵管的通过性。
	颈管黏液检查	采集阴道内的颈管黏液的检查。可以推算排卵时间。
	腹腔镜检查	在肚脐下开个小孔，从小孔插入腹腔镜，查看输卵管或卵巢的情况。
	子宫镜检查	从阴道将内视镜插入子宫，查看子宫内状态，发现息肉可以当场治疗。
	荷尔蒙负荷试验	注射荷尔蒙，进行数次采血，查看荷尔蒙的变化。
	抗精子抗体检查	采血，查看血液中有无抗精子抗体。
	衣原体检查	采集颈管分泌物或进行血液检查、尿液检查，查看是否有衣原体感染。
男性的初诊	精液检查	采集精液，查看精液量和精子数以及精子的运动率。可以在自己家里或医院采集精液。
	精巢检查	查看输精管是否堵塞的输精管精囊造影检查，也可以采集睾丸的一部分进行查看造精功能的睾丸组织检查。

接下来介绍一下不孕治疗中所进行的基本检查。知道了检查方法和目的，就能加深正确理解。

检查时期	结果	疼痛程度
初诊可以随时前往，但从检查的日程来考虑，最好在月经结束后前往。最好带上基础体温表。	会对现在以前的身体情况和经过，以及检查流程和治疗方针进行说明。	○
		◇
诊察期间每天测定。去医院的时候一定要带上。	可以了解月经周期、有无排卵以及下一次的检查流程。	○
检查时间根据检查目的而有所不同。	如果发现有子宫肌瘤或卵巢囊肿的话，需要进行更进一步的检查。	◇
低温期、排卵期、高温期，所有的时期都必须坚持。	可以查出荷尔蒙的数值、高泌乳素血症、黄体功能不全，还可以预测排卵时间。	☆
月经结束5天内进行。	可以查看子宫的形状，输卵管是否粘连，输卵管是否闭塞。	☆◇ ◇◇
月经结束后至排卵日前的低温期。	可以了解输卵管的通过性和输卵管处于无法通过时的闭塞状态。	◇◇ ◇◇
在预计排卵日的3～4天前至排卵之间。	通过颈管黏液的结晶状态可以推算出排卵日。	◇
需要住院1～5天，检查时间请和医生商量。	可以查看输卵管或卵巢的情况，伞端的状态以及是否出现粘连。	开腹时很痛
月经结束后5～10天以内。	可以查看是否有子宫内膜息肉或子宫肌瘤、子宫畸形等情况。	☆ ◇◇
主要在低温期接受的检查。	可以确认排卵状态。这项检查是自费检查。	☆☆
随时可以进行。	可以了解是否存在妨碍受精的抗精子抗体。检查结果需要2周左右才能出来。	☆
月经期外进行的检查。	可以了解是否存在衣原体感染。如果被感染，丈夫也必须接受检查。	☆☆ ◇
随时都可以接受检查。	精子状态出现问题的话，需要进行2～3次检查。	○
随时都可以进行的检查。	查看输精管是否堵塞，查看堵塞的状态。	相当痛

疼痛标示　　　○ = 不疼　☆ = 采血一样的疼痛　◇ = 阴道内插入异物般疼痛
虽然对疼痛程度做了标示，但感觉是因人而异的。